**essentials**

*Essentials* liefern aktuelles Wissen in konzentrierter Form. Die Essenz dessen, worauf es als „State-of-the-Art" in der gegenwärtigen Fachdiskussion oder in der Praxis ankommt. *Essentials* informieren schnell, unkompliziert und verständlich

- als Einführung in ein aktuelles Thema aus Ihrem Fachgebiet
- als Einstieg in ein für Sie noch unbekanntes Themenfeld
- als Einblick, um zum Thema mitreden zu können

Die Bücher in elektronischer und gedruckter Form bringen das Fachwissen von Springerautor*innen kompakt zur Darstellung. Sie sind besonders für die Nutzung als eBook auf Tablet-PCs, eBook-Readern und Smartphones geeignet. *Essentials* sind Wissensbausteine aus den Wirtschafts-, Sozial- und Geisteswissenschaften, aus Technik und Naturwissenschaften sowie aus Medizin, Psychologie und Gesundheitsberufen. Von renommierten Autor*innen aller Springer-Verlagsmarken.

Sebastian Ocklenburg • Rainer Petzina

# Never Events im Gesundheitswesen

## Eine Einführung

Springer

Sebastian Ocklenburg
Hamburg, Deutschland

Rainer Petzina
Heikendorf, Deutschland

ISSN 2197-6708 ISSN 2197-6716 (electronic)
essentials
ISBN 978-3-662-73744-6 ISBN 978-3-662-73745-3 (eBook)
https://doi.org/10.1007/978-3-662-73745-3

Die Deutsche Nationalbibliothek verzeichnet diese Publikation in der Deutschen Nationalbibliografie; detaillierte bibliografische Daten sind im Internet über https://portal.dnb.de abrufbar.



Springer ist ein Imprint der eingetragenen Gesellschaft Springer-Verlag GmbH, DE und ist ein Teil von Springer Nature.
Die Anschrift der Gesellschaft ist: Heidelberger Platz 3, 14197 Berlin, Germany

# Was Sie in diesem *essential* finden können

- Eine Einführung in die Forschung zum Thema Never Events
- Einen Überblick über Zahlen und Fakten zu Never Events im Gesundheitswesen
- Eine Diskussion möglicher Ursachen von Never Events
- Eine Beschreibung von Maßnahmen zur bestmöglichen Reduktion von Never Events im Gesundheitswesen
- Eine Übersicht zu Auswirkungen von Never Events jenseits der direkt betroffenen Patientinnen und Patienten im Rahmen des sogenannten Second-Victim-Phänomens

# Vorwort

Never Events – das sind jene Ereignisse im Gesundheitswesen, die eigentlich *niemals* passieren dürften und doch kommen sie vor, manchmal mit schwerwiegenden Folgen für Patientinnen und Patienten, aber auch für die Menschen, die im Gesundheitswesen arbeiten. Dieses Buch möchte einen verständlichen und zugleich differenzierten Blick auf ein Thema werfen, das oft emotional diskutiert wird, aber selten in seiner ganzen Komplexität betrachtet wird. Denn hinter jedem Never Event stehen nicht nur technische oder organisatorische Ursachen, sondern auch psychologische Faktoren, die das Handeln von Menschen in hochbelasteten Situationen prägen. Ebenso spielen medizinische Rahmenbedingungen eine Rolle, die Fehler begünstigen oder verhindern können.

Wir wollen zeigen, warum selbst in hochprofessionellen Teams Dinge schiefgehen können – und warum es so wichtig ist, offen darüber zu sprechen. Dabei geht es nicht um Schuldzuweisungen, sondern um das Verständnis für Systeme, Prozesse und menschliche Entscheidungen. Das Buch lädt dazu ein, die Perspektive zu wechseln und Never Events nicht nur als Katastrophen, sondern auch als Lernchancen zu begreifen. Gleichzeitig wollen wir verdeutlichen, wie stark solche Ereignisse die Psyche der Beteiligten beeinflussen können – sowohl der Betroffenen als auch der Behandelnden.

Unser Anliegen ist es, Wissen zugänglich zu machen und Denkanstöße für ein sichereres, menschlicheres Gesundheitswesen zu geben. Wir laden alle Leserinnen und Leser ein, die folgenden Kapitel als fachlich fundierten Impuls zur Weiterentwicklung eines sicheren und reflektierten klinischen Handelns zu nutzen. Wir freuen uns, Ihnen die psychologischen und medizinischen Dimensionen von Never Events näherzubringen.

Hamburg
April 2026

Sebastian Ocklenburg
Rainer Petzina

**Interessenkonflikt** Die Autor*innen haben keine relevanten Interessenskonflikte im Zusammenhang mit dieser Publikation.

# Inhaltsverzeichnis

# Über die Autoren

**Prof. Dr. Sebastian Ocklenburg**
MSH Medical School Hamburg
Department für Psychologie
ISPP Institute for Safety of Patients and Health Professionals
Am Kaiserkai 1
20457 Hamburg
E-Mail: sebastian.ocklenburg@medicalschool-hamburg.de

**Prof. Dr. med. Dr. Rainer Petzina**
MSH Medical School Hamburg
Fakultät Medizin
ISPP Institute for Safety of Patients and Health Professionals
Am Kaiserkai 1
20457 Hamburg
E-Mail: rainer.petzina@medicalschool-hamburg.de

# Einleitung: Never Events – Wenn das Schlimmstmögliche passiert

1

## 1.1 Was sind Never Events?

Im Jahr 2004 veröffentlichte das renommierte Fachblatt *The British Medical Journal* einen Artikel über zwei Ärzte die suspendiert worden waren, weil sie bei einem 70-jährigen Patienten eine linksseitige statt der geplanten rechtsseitigen Nephrektomie durchgeführt hatten (Dyer 2004). Der Patient verstarb daraufhin. Was war geschehen? Augenscheinlich war der Einweisungsschein des Patienten falsch ausgefüllt worden und der behandelnde Assistenzarzt im Krankenhaus hatte diese fehlerhafte Information ohne weitere Prüfung übernommen. Eine Röntgenaufnahme der Nieren des Patienten wurde durch den Arzt dann während des Eingriffs zudem falsch herum aufgehängt, so dass die Seite der Niere, die entfernt werden sollte, mit der angegebenen Seite im fehlerhaften Bericht übereinstimmte. Daraufhin wurde die gesunde linke Niere statt der funktionsunfähigen rechten Niere entfernt. Der behandelnde Assistenzarzt und sein Supervisor wurden aufgrund schweren ärztlichen Fehlverhaltens beide für 12 Monate von ihrer klinischen Tätigkeit suspendiert, jedoch vom Vorwurf des Totschlags freigesprochen. Das Komitee hob hervor, dass die beiden Ärzte sich vor dem Eingriff besser hätten absprechen müssen und vor allem das Röntgenbild korrekt hätten interpretieren müssen.

Dieses Fallbeispiel ist ein klassisches Beispiel für ein sogenanntes Never Event (siehe Definition 1.1) im Gesundheitswesen (Austin und Pronovost 2015; Flug et al. 2018; Ocklenburg et al. 2024). Never Events sind Ereignisse in der Versorgung von Patientinnen und Patienten in Gesundheitseinrichtungen, die nicht passieren dürfen, aber dennoch auftreten, wie etwa die Operation des linken Beins, wenn eigentlich das rechte Bein hätte versorgt werden sollen.



S. Ocklenburg, R. Petzina, *Never Events im Gesundheitswesen*, essentials, https://doi.org/10.1007/978-3-662-73745-3_1

▶ **Definition 1.1** Never Events sind eindeutig identifizierbare schwerwiegende Ereignisse im Zusammenhang mit der Behandlung, die zu Patientenschädigungen bis zum Tod geführt haben. Sie sind durch Systemdesign und/oder gezielte Präventionsmaßnahmen vollständig vermeidbar.

Das Auftreten von Never Events gibt Hinweise auf Schwächen von Sicherheitsmaßnahmen in der Gesundheitsorganisation, wie etwa Krankenhäusern, Praxen und Pflegeheimen (NHS 2024).

## 1.2 Geschichte der Nutzung des Begriffs Never Event

Der Begriff Never Event wurde in den frühen 2000er Jahren durch Kenneth W. Kizer geprägt (Kizer und Stegun 2005). Durch diese Wortwahl sollte auf die besondere Schwere der Problematik hingewiesen werden, indem verdeutlicht wird, dass diese Ereignisse niemals passieren sollten. In den vergangenen Jahren wurde der Begriff Never Events teils kritisch diskutiert, vor allem weil es zwischen verschiedenen Organisationen eine hohe Heterogenität in Bezug auf die Benutzung des Begriffs gibt und weil er irreführend sei, da Never Events ja nicht niemals passieren, sondern nur niemals passieren sollten (Zaslow et al. 2024). Es gibt dementsprechend auch verschiedene andere, ebenfalls geläufige Bezeichnungen, wie z. B. Sentinel Event (Ereignis mit Signalwirkung), Adverse Event (unerwünschtes Ereignis), Serious Adverse Event (schwerwiegendes unerwünschtes Ereignis), und andere. Aktuell definiert aber nur der Begriff Never Event das schwerwiegende Ereignis als vollständig vermeidbar und wird von uns in diesem Essential so verwendet. Die Definition des Begriffs Never Event wird darüber hinaus ebenfalls zunehmend hinterfragt, da nicht alle als Never Event klassifizierten Ereignisse tatsächlich unter realen Bedingungen vollständig vermeidbar sind und die terminologische Strenge unbeabsichtigte kulturelle Nebenwirkungen hervorrufen kann, etwa eine Tendenz zur Individualisierung von Schuld. Diese Diskussion verdeutlicht, dass Fehler im Gesundheitswesen nicht allein als technische oder organisatorische Fehlleistungen verstanden werden können, sondern mit psychologischen, kognitiven und sozialen Einflussfaktoren verbunden sind. Wir widmen uns daher der Aufgabe, die vielschichtigen medizinischen und psychologischen Dimensionen von Never Events systematisch zu beleuchten. Wir betrachten, wie menschliche Entscheidungsprozesse, Arbeitsumgebungen mit hoher Komplexität und begrenzten Ressourcen sowie institutionelle Rahmenbedingungen zusammenwirken und in seltenen Fällen ein Ereignis ermöglichen, das eigentlich ausgeschlossen sein sollte. Gleichzeitig wird aufgezeigt, welche Belastungen Never Events für alle Beteiligten erzeugen und wie diese Erfahrungen langfristig Wahrnehmung, Handlungssicherheit und Teamdynamik beeinflussen können.

## 1.3 Ziel dieses Buches

Ziel des essential-Bandes ist es, durch eine interdisziplinäre und interprofessionelle Perspektive das Verständnis für die Entstehungsmechanismen solcher Ereignisse zu vertiefen und wissenschaftlich fundierte Wege zur Prävention aufzuzeigen. Damit soll ein Beitrag zu einer konstruktiven Sicherheitskultur geleistet werden, die weniger auf Sanktionierung und stärker auf Lernen, Transparenz und Resilienz setzt. Ob sich der sicherlich nicht optimal gewählte, aber derzeit international verwendete Begriff Never Event zukünftig weiter durchsetzen wird, bleibt ungewiss (Szymczak 2024). Gewiss bleibt aber unser gemeinsames Ziel, dass jegliche Form von Fehlern – unabhängig von der Begrifflichkeit – in der interdisziplinären und interprofessionellen Versorgung von Patientinnen und Patienten bestmöglich vermieden werden sollte. In diesem Sinne soll dieses Buch einen aktuellen Überblick über die multidisziplinäre Forschung zu Never Events im Gesundheitswesen geben, um das Schlimmstmögliche bestmöglich zu verhindern. Dabei werden zuerst die wichtigsten Never Events sowie Zahlen und Fakten zu ihrem Auftreten beschrieben. Auch psychologische und organisatorische Ursachen für schwerwiegende Fehler wie Never Events werden diskutiert. Darüber hinaus werden mögliche Qualitätsmanagement–/Risikomanagement- und Präventionsmaßnahmen im Kontext von Never Events zur nachhaltigen Verbesserung der Patienten- und Mitarbeitenden-Sicherheit diskutiert. Der essential-Band endet mit einer Betrachtung der Auswirkungen von Never Events nicht nur auf die betroffenen Patienten, sondern auch auf die behandelnde/n Person/en und die betroffene Institution.

# Never Events im Gesundheitswesen: Zahlen und Fakten

# 2

## 2.1 Welche Arten von Never Events gibt es?

Was ist eigentlich ein Never Event? Diese Frage wurde in der Vergangenheit von verschiedenen Organisationen und Forschenden teils sehr unterschiedlich beantwortet. Dementsprechend existiert eine ganze Reihe unterschiedlicher nationaler und internationaler Never-Event-Listen. Diese versuchen, das Spektrum von Never Events möglichst umfassend abzubilden. Dazu zählen etwa die Listen des englischen National Health Service NHS (NHS 2021), des Aktionsbündnisses Patientensicherheit APS in Deutschland (APS 2023) sowie der Plattformen Patientensicherheit Schweiz (Patientensicherheit Schweiz 2023) und Österreich (Plattform Patientensicherheit Österreich 2023). Ein weiterer Ansatz besteht darin, die Liste von Never Events literaturbasiert zu erstellen. So wurde etwa eine Liste der 25 am häufigsten in der Literatur zitierten Never Events identifiziert (Bowman et al. 2023). Diese findet sich in übersetzter Form in Tab. 2.1.



S. Ocklenburg, R. Petzina, *Never Events im Gesundheitswesen*, essentials,
https://doi.org/10.1007/978-3-662-73745-3_2

**Tab. 2.1** Die 25 am häufigsten in der Literatur zitierten Never Events laut einer systematischen Literaturanalyse (Bowman et al. 2023). Übersetzung aus dem Englischen aus einer Veröffentlichung der Autoren (Ocklenburg et al. 2024). Der Originalartikel wurde unter einer „Creative Commons Attribution Non Commercial (CC BY-NC 4.0)“ Lizenz veröffentlicht. Der Abdruck der Übersetzung erfolgt mit Erlaubnis des Verlages der Publikation in der sie veröffentlicht wurde (Ocklenburg et al. 2024)

| Nr. | Never Event |
|---|---|
| 1 | Operation am falschen Körperteil |
| 2 | Falscher chirurgischer Eingriff |
| 3 | Unbeabsichtigt zurückgelassener Fremdkörper |
| 4 | Operation an einem falschen Patienten/einer falschen Patientin |
| 5 | Transfusion oder Transplantation von inkompatiblem Blut, Blutprodukten, Blutbestandteilen oder Organen |
| 6 | Sturz eines Patienten/einer Patientin |
| 7 | Im Krankenhaus erworbenes Druckgeschwür |
| 8 | Brände oder Verbrennungen |
| 9 | Falsche Insulingabe oder Probleme mit der Blutzuckerkontrolle |
| 10 | Intravaskuläre Luftembolie |
| 11 | Katheter-assoziierte Harnwegsinfektion |
| 12 | Gefäßkatheter-assoziierte Sepsis |
| 13 | Elektrischer Schock |
| 14 | Fehlplatzierung einer Magensonde |
| 15 | Selbstmord, Selbstmordversuch oder Selbstverletzung eines Patienten/einer Patientin |
| 16 | Tiefe Venenthrombose/Lungenembolie |
| 17 | Einklemmen im Bettgitter oder Verletzung durch die Verwendung von Fesseln |
| 18 | Infektion der Operationsstelle nach Koronararterien-Bypass-Transplantation |
| 19 | Nicht näher bezeichneter Medikationsfehler |
| 20 | Eine für Sauerstoff oder ein anderes Gas vorgesehene Leitung enthält kein Gas, das falsche Gas oder ist verunreinigt |
| 21 | Patientenentführung oder Überlassung an Unbefugte |
| 22 | Gerätemissbrauch oder Fehlfunktion |
| 23 | Quetschverletzung |
| 24 | Intraoperativer oder unmittelbar postoperativer Tod bei einem Patienten der ASA-Klasse 1 (normaler, gesunder Patient) |
| 25 | Falsche Route bei der Verabreichung von Medikamenten (ausgenommen Chemotherapie) |

## 2.2 Die Häufigkeit von Never Events

Generell sind Never Events selten auftretende Ereignisse. Eine Analyse von Versicherungsdaten ergab, dass 3,3 % der gemeldeten Schadensfälle in Einrichtungen des Gesundheitssystems als Never Events zu klassifizieren sind (Redaktion Deutsches Ärzteblatt 2026). Dabei war der unbeabsichtigt zurückgelassene Fremdkörper das am häufigsten berichtete Never Event. Eine systematische Analyse chirurgischer Never Events auf Basis von Daten des englischen NHS, die zwischen 2012 und 2020 in über 800 englischen Krankenhäusern erhoben wurden, berichtete, dass in diesem Zeitraum 797 Never Events gemeldet wurden (Omar et al. 2021). Dabei waren die häufigsten Never Events die Operation am falschen Körperteil (53,58 %), gefolgt von unbeabsichtigt zurückgelassenen Fremdkörpern (44,54 %) und falsch ausgewählten Implantaten (1,88 %).

## 2.3 Eine Kategorisierung von Never Events

Wir sind überzeugt, dass es nicht hundertprozentig möglich ist, eine Never-Event-Liste vollumfänglich zu erstellen. Dies ist auch nicht notwendig. Never Events können aus unserer Sicht für einen besseren Überblick beispielsweise in folgende vier Kategorien eingeteilt werden (siehe auch Abb. 2.1):

1. Operation/Intervention
2. Arzneimitteltherapie
3. Transfusion/Transplantation
4. Allgemeine Patientenversorgung

Selbstverständlich hat jede Organisation die Möglichkeit, Never Events in einem auf ihre spezifischen Strukturen und Prozesse maßgeschneiderten Rahmen zu definieren, um intern ein einheitliches Begriffs- und Verständnisniveau sicherzustellen. Die vorgestellte Kategorisierung kann hierzu als Hilfestellung dienen.

Beispiele für Never Events der Kategorie „Operation/Intervention“ sind etwa Eingriffsverwechslung (falscher Patient/falsche Patientin, falscher Eingriffsort wie beispielsweise eine Links-Rechts-Seitenverwechslung), ein unbeabsichtigtes Belassen von Fremdkörpern (z. B. Kompresse, Bauchtuch, OP-Instrument) bei einer Operation, die Implantation eines falschen Medizinproduktes oder eine unentdeckte ösophageale Intubation. Beispiele für Never Events der Kategorie „Arzneimitteltherapie“ sind etwa ein falscher Verabreichungsweg von Arzneimitteln (z. B. versehentlich intravenöse Verabreichung von Arzneimitteln, die per Magen-

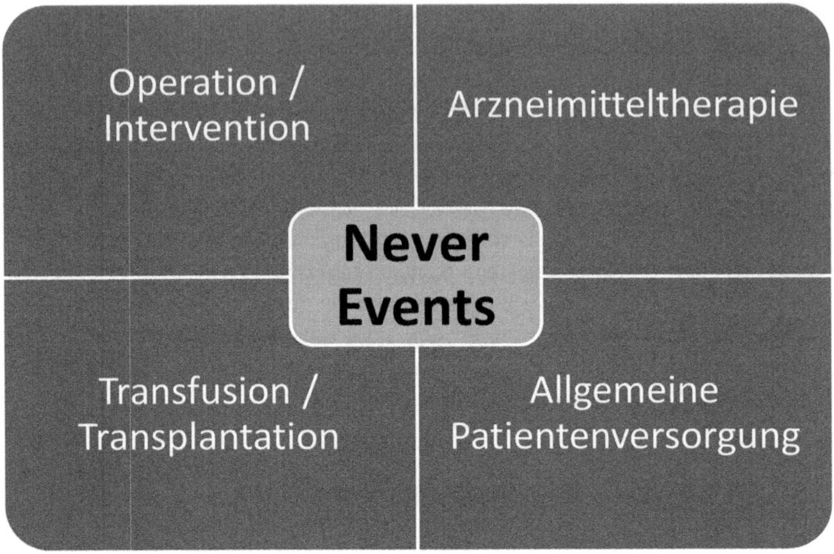


**Abb. 2.1** Kategorisierung von Never Events

sonde vorgesehen sind) oder eine Fehldosierung beziehungsweise zu schnelle Verabreichung von Hochrisiko-Arzneimitteln. Beispiele für Never Events der Kategorie „Transfusion/Transplantation" sind zum Beispiel AB0- oder HLA-inkompatible Transfusionen oder Transplantationen, wenn die Inkompatibilität klinisch relevant ist. Beispiele für Never Events der Kategorie „Allgemeine Patientenversorgung" sind etwa die Beschickung einer Magensonde, deren Fehllage nicht ausgeschlossen wurde, Verbrennungen oder Verbrühungen, die im Behandlungs- oder Pflegeprozess entstanden sind (z. B. durch heißes Wasser, elektrischen Strom) oder unsachgemäße freiheitsentziehende Maßnahmen (z. B. Patientenfixierung bei psychiatrischen Patienten ohne dringende Indikation). Auch der Verlust von biologischem Material (z. B. Gewebeproben, Transplantate) oder das Einbringen metallischer Objekte in das Magnetfeld eines Magnetresonanztomographen zählen dazu.

## 2.4 In welchen Bereichen des Gesundheitssystems treten Never Events auf?

Wichtig ist zu betonen, dass Never Events in vielen Bereichen des Gesundheitssystems auftreten können. Ein klassischer Hauptfokus der Forschung zu Never Events ist sicherlich die Chirurgie (Hempel et al. 2015; Omar et al. 2021) und ihre

**Tab. 2.2** Beispiele für Never Events in verschiedenen Bereichen des Gesundheitswesens

| Disziplin im Gesundheitswesen | Beispiel für ein Never Event | Relevante Publikation |
|---|---|---|
| Plastische Chirurgie | Verbrennungen durch Hitzeentwicklung an OP-Instrumenten wie elektrischen Skalpellen | (Brozynski et al. 2024) |
| Gefäßchirurgie | Infektion durch einen Katheter | (Shah et al. 2016) |
| Handchirurgie | Operation an der linken statt an der rechten Hand. | (Hafez et al. 2023) |
| Orthopädie | Einsetzen eines Knie- oder Hüft-Implantats auf der falschen Seite | (Hafez et al. 2022) |
| Radiologie | Einbringen metallischer Objekte in das Magnetfeld eines Magnetresonanztomographen | (Flug et al. 2018) |
| Psychiatrie | Vermeidbare durchgeführte Selbstmorde (etwa, wenn Räume akut gefährdeter Personen nicht adäquat eingerichtet sind und Möglichkeiten zur Selbstverletzung bieten) | (Nilsson et al. 2020) |
| Außerklinische Notfallmedizin | Auswahl eines für die Weiterbehandlung ungeeigneten Zielkrankenhauses | (Marung et al. 2015) |
| Ambulante Versorgung | Falsche Insulingabe | (Bowman et al. 2023) |
| Pflege | In der Pflegeeinrichtung erworbenes Druckgeschwür | (Simmons et al. 2016) |
| Rettungsdienst und Brandschutz | Never Events in Leitstellen wie Unterlassung telefonischer CPR-Anweisungen | (Maurer et al. 2025) |

Unterdisziplinen wie plastische Chirurgie (Brozynski et al. 2024), Gefäßchirurgie (Shah et al. 2016) oder Handchirurgie (Hafez et al. 2023). Darüber hinaus können Never Events in vielen anderen Feldern der Medizin sowie in angrenzenden Bereichen des Gesundheitswesens auftreten. Ein Überblick über die Bandbreite von Never Events findet sich in Tab. 2.2.

## 2.5 Die Folgen von Never Events

Never Events haben für eine ganze Reihe von Personen und Institutionen negative Folgen. Dazu zählen in erster Linie die direkt vom Never Event betroffenen Patientinnen und Patienten. Diese erleiden oft schwergradige Schädigungen bis hin zum Tod. Im Überlebensfall können möglicherweise lebenslange körperliche Beeinträchtigungen, Arbeitsunfähigkeit oder psychiatrische Probleme wie posttraumatische Belastungsstörungen oder Ängste vor weiteren Behandlungen im Gesundheitswesen auftreten. Auch für die Person im Gesundheitswesen, die einen Behandlungsfehler begangen hat, kann ein Never Event schwerwiegende Folgen wie etwa ein Burnout (Chandrabhatla et al. 2022) haben. Hier spricht man auch vom Second-Victim-Phänomen, das in Kap. 5 im Detail beschrieben wird. Für Organisationen können Never Events erhebliche finanzielle und rechtliche Risikofaktoren darstellen (Kjellberg et al. 2017). Darüber hinaus kann der „gute Ruf" einer Einrichtung durch ein einzelnes Never Event und damit verbundene Berichterstattung in der Presse langfristig und nachhaltig geschädigt werden. Gesamtgesellschaftlich können Never Events zu einem nachhaltigen Vertrauensverlust in das Gesundheitssystem führen.

# Ursachen von Never Events im Gesundheitswesen

# 3

## 3.1 Die vier Ebenen der Ursachen von Never Events

Never Events können eine ganze Reihe verschiedener Ursachen haben. Eine systematische Übersichtsarbeit zu den Ursachen chirurgischer Never Events konnte dabei auf Basis der publizierten Literatur sechs wichtige Ursachen von Never Events identifizieren (Parmar et al. 2026):

1. Kommunikationsprobleme zwischen Akteuren im Gesundheitssystem
2. Mangelndes Situationsbewusstsein bei der spezifischen Behandlung einer Person
3. Müdigkeit oder Erschöpfung der behandelnden Person
4. Nicht ausreichende Personalausstattung im Krankenhaus
5. Häufige Wechsel in der Teamzusammensetzung
6. Zu hohe Fallzahlen und damit verbundener Zeitdruck bei der Behandlung

Eine ähnlich gelagerte Übersichtsarbeit zu vermeidbaren Fehlern (die zu Never Events führen können aber nicht müssen) bei der Medikamentengabe (Keers et al. 2013) identifizierte für dieses Feld folgende relevante Ursachen:

1. Fehler in der schriftlichen Kommunikation
2. Probleme bei der Lagerung von Medikamenten
3. Hohe Arbeitsbelastung des medizinischen Personals
4. Technische Fehler bei Medizingeräten
5. Patientenverhalten
6. Stress und Müdigkeit des medizinischen Personals
7. Ablenkungen während der Medikamentengabe



S. Ocklenburg, R. Petzina, *Never Events im Gesundheitswesen*, essentials,
https://doi.org/10.1007/978-3-662-73745-3_3

Darüber hinaus gibt es natürlich noch viele weitere Ursachen von Never Events in der Chirurgie und anderen Bereichen des Gesundheitssystems. Um Never Events nachhaltig verhindern zu können, ist es von zentraler Wichtigkeit, ein systematisches Verständnis ihrer Ursachen zu erlangen. Dafür ist es sinnvoll, zuerst einmal zu evaluieren, auf welchen Ebenen einer Behandlung im Gesundheitssystem Never Events auftreten können. Generell können folgende Ebenen der Ursachen von Never Events in der Gesundheitsversorgung differenziert werden. Dazu zählen:

1. Individuelle Fehler: Psychologische Faktoren in der individuellen behandelnden Person
2. Kommunikationsfehler zwischen zwei oder mehreren behandelnden Personen
3. Institutionelle Ebene: Fehler auf der Ebene der Organisation
4. Technologischer Fehler: Technische Fehler an Geräten sowie IT- oder KI-Fehler

In den folgenden Abschnitten dieses Kapitels werden diese Ebenen der Ursachen (siehe Abb. 3.1) von Never Events mit praxisnahen Beispielen erläutert.

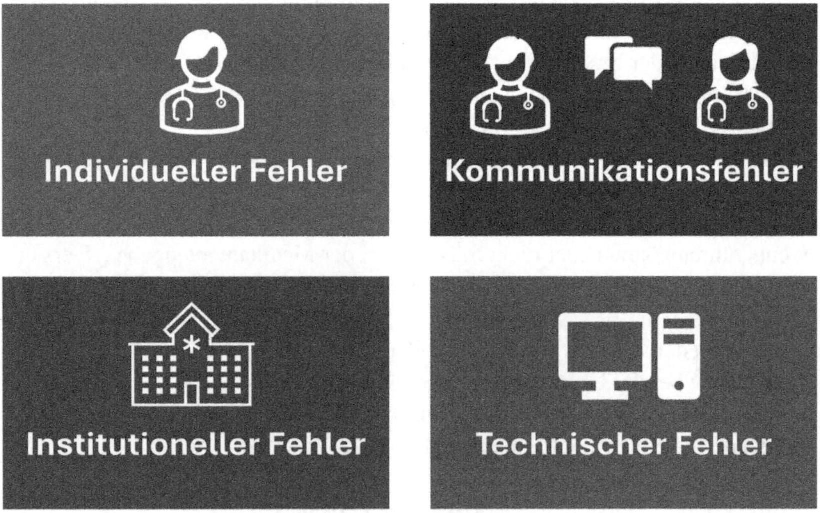


**Abb. 3.1** Die vier Ebenen der Ursachen von Never Events

## 3.2 Individuelle Fehler als Ursache für Never Events

Individuelle Behandlungsfehler durch das medizinische Personal sind eine häufige Ursache von Never Events. Dabei gibt es mehrere Arten von Fehlern, die zu Never Events führen können (Ocklenburg et al. 2024). Eine häufige Form sind dabei Verwechslungen, Dies betrifft zum Beispiel Links-Rechts-Verwechslungen, die eine der Hauptursachen für das Never Event „Operation am falschen Körperteil sind" (Gormley et al. 2008; Gormley et al. 2018; McKinley et al. 2015; Thaler und Ocklenburg 2025). Darüber hinaus können Verwechslungen auch zu Never Events wie „Operation an einem falschen Patienten" oder „falscher chirurgischer Eingriff" führen. Eine weitere Klasse von psychologischen Fehlern, die zu Never Events führen kann, sind Fehler bei der Aufrechterhaltung von Aufmerksamkeitsprozessen. Zum Beispiel können Überstunden, hohe Arbeitsbelastung, Ablenkungen durch andere Personen und Arbeit mit unbekannten Patienten zu mehr Aufmerksamkeitsproblemen und Fehlern bei der Verschreibung von Medikamenten führen (Nichols et al. 2008). Zudem kann es auch zu simplen Fehlentscheidungen kommen, etwa wenn es einer Fachkraft an relevantem Wissen mangelt (Nichols et al. 2008). Eine weitere zentrale individuelle Ursache von Never Events sind Fehler bei Gedächtnisprozessen. So wird das häufige Never Event „unbeabsichtigt zurückgelassener Fremdkörper" primär durch Vergessen ausgelöst. Wichtig ist dabei zu beachten, dass die Arbeitsbedingungen oft ein entscheidender Faktor für das Auftreten individueller Fehler sind. Insbesondere Erschöpfung (etwa durch lange Arbeitszeiten), Stress und häufige Ablenkung führen zu einem höheren Fehleraufkommen in Krankenhäusern (Chakr 2021; Di Muzio et al. 2019; Donnelly et al. 2019). Tab. 3.1 gibt einige praktische Beispiele für Never Events, die durch individuelle Fehler entstehen können.

**Tab. 3.1** Beispiele für individuelle Fehler innerhalb des Gesundheitssystems, die zu Ursachen von Never Events werden können

| Beispiel | Ebene | Ursache |
|---|---|---|
| Ein Pflegefachmann in einer psychiatrischen Einrichtung ist so übermüdet, dass er einen neuaufgenommenen Patienten, bei dem akute Selbstgefährdung vorliegt, aus Versehen in ein Zimmer einordnet, in dem ein Spender mit brennbarem Desinfektionsmittel an der Wand angebracht ist. In der Nacht übergießt sich der Patient mit dem Desinfektionsmittel, zündet sich an und verstirbt. | Individueller Fehler – Selbstmord, Selbstmordversuch oder Selbstverletzung eines Patienten/einer Patientin | Müdigkeit |

(Fortsetzung)

**Tab. 3.1** (Fortsetzung)

| Beispiel | Ebene | Ursache |
|---|---|---|
| Eine Pflegefachfrau in einer stationären Pflegeeinrichtung ist so gestresst, dass sie über einen längeren Zeitraum nicht alle Patientinnen und Patienten mit eingeschränkter Mobilität wie vorgesehen umlagert. Eine Patientin entwickelt daraufhin ein offenes Druckgeschwür. Dieses entzündet sich und die Patientin verstirbt in der Folge an einer Sepsis. | Individueller Fehler – In der Pflegeeinrichtung erworbenes Druckgeschwür | Stress |
| Eine Ärztin steht so unter Zeitdruck, dass sie bei einer geplanten Lobektomie im Rahmen einer Lungenkrebs-Behandlung den Patientenbericht und das Röntgenbild der Lunge nicht ausreichend tief betrachtet. Sie macht eine Links-Rechts-Verwechslung und entnimmt den gesunden linken statt des erkrankten rechten Lungenflügels, woraufhin der Patient verstirbt. | Individueller Fehler – Operation am falschen Körperteil | Zeitdruck |
| Ein Assistenzarzt wird zu einem Eingriff eingeteilt, für den er nur mangelnde Erfahrung hat, und meldet dies nicht zurück. Er macht einen schweren Fehler bei der Nutzung eines elektrischen Skalpells und verursacht Verbrennungen dritten Grades mit dauerhaften Hautschäden bei der behandelten Patientin. | Individueller Fehler – Brände oder Verbrennungen | Mangelnde Erfahrung |

## 3.3 Kommunikationsfehler als Ursache von Never Events

Beide oben genannten Übersichtsartikel zu den Ursachen von Never Events listeten Kommunikationsfehler zwischen verschiedenen an einer Behandlung beteiligten Personen als eine zentrale Ursache von Never Events (Keers et al. 2013; Parmar et al. 2026). Dabei zählten in der Vergangenheit Fehler in der handschriftlichen Kommunikation, etwa beim handschriftlichen Abfassen eines Rezeptes mit unleserlicher Handschrift, zu einem großen Problem (Keers et al. 2013). Diese können beispielsweise zu Never Events durch Medikationsfehler führen, etwa wenn ein Apotheker die unleserliche Schrift einer Ärztin auf einem Rezept falsch interpretiert. Aber auch bei der digitalen Kommunikation kann es durch Rechtschreibfehler, Fehler durch automatische Korrekturen und weitere Faktoren zu Medikationsfehlern oder anderen Never Events wie Fehlern bei der Insulingabe kommen. Darüber hinaus kann es auch in der mündlichen Kommunikation zu Fehlern kommen, die zu

**Tab. 3.2** Beispiele für Kommunikationsfehler in Einrichtungen des Gesundheitssystems, die zu Ursachen von Never Events werden können

| Beispiel | Ebene | Ursache |
|---|---|---|
| Eine Ärztin schreibt einen Entlassbrief, aber vertippt sich bei den Dosierungsangaben. Der Hausarzt verschreibt daraufhin eine falsche Dosierung des Medikaments. | Kommunikationsfehler – Nicht näher bezeichneter Medikationsfehler | Fehler in der schriftlichen Kommunikation |
| Weil sie eine Anweisung falsch verstand, da sie nicht richtig zugehört hatte, übergibt eine Pflegefachfrau nach einem Eingriff ein Kind nicht an die Eltern, sondern an eine unbefugte Person. | Kommunikationsfehler – Patientenentführung oder Überlassung an Unbefugte | Mangelnde Aufmerksamkeit in der Kommunikation. |
| Eine Ärztin weist einen leitenden Operateur während eines Eingriffs auf eine Links-Rechts-Verwechslung hin. Der Operateur ignoriert ihren Hinweis, weil er mehr auf seine als auf ihre Expertise vertraut. | Kommunikationsfehler – Operation am falschen Körperteil | Absichtliches Ignorieren einer korrekten Information. |
| Ein neuangestellter Pflegefachmann versteht aufgrund mangelnder Deutschkenntnisse die schriftlichen Anweisungen zur Medikation einer Patientin durch die Ärztin nicht korrekt und begeht einen Fehler bei der Insulingabe. | Kommunikationsfehler – Falsche Insulingabe | Mangelnde Sprachkenntnisse |

Never Events führen. Dazu zählen etwa mangelnde Aufmerksamkeit auf den Gesprächspartner, absichtliches Ignorieren von kommunizierten Informationen oder auch mangelnde Sprachkenntnisse, die zu Fehlentscheidungen führen können. Tab. 3.2 zeigt einige Beispiele für Kommunikationsfehler in Einrichtungen des Gesundheitssystems, die zu Ursachen von Never Events werden können.

## 3.4 Institutionelle Fehler als Ursache von Never Events

Mehrere der oben berichteten häufigen Ursachen von Never Events sind weder auf der Ebene von einzelnen Personen noch auf der Ebene der Kommunikation zwischen zwei oder mehreren Personen anzusiedeln. Stattdessen befinden sich diese Ursachen von Never Events auf der institutionellen oder organisationalen Ebene. Dazu zählen etwa die unzureichende Personalausstattung im Krankenhaus, häufige Wechsel in der Teamzusammensetzung und zu hohe Fallzahlen und damit verbundener Zeitdruck

**Tab. 3.3** Beispiele für institutionelle Fehler innerhalb von Einrichtungen des Gesundheitssystems, die zu Ursachen von Never Events werden können

| Beispiel | Ebene | Ursache |
|---|---|---|
| Ein Krankenhausträger vergisst einen Termin zur Löschwassertechnikwartung der installierten Sprinkleranlagen zu vereinbaren. Als es zu einem Brand im Krankenhaus kommt, hat die Sprinkleranlage eine Fehlfunktion und kann den Brand nicht stoppen. Es kommt zu einem Personenschaden durch das Feuer. | Institutioneller Fehler – Brände oder Verbrennungen | Vergessen |
| Ein Krankenhausträger stellt aus Gründen der Kostenersparnis zu wenig Fachkräfte ein. Da das Arbeitsaufkommen zu hoch ist, reduziert sich die Zeit zur Überprüfung von Unterlagen. Es kommt zur Verwechslung von zwei Patientinnen mit identischem Namen und eine Operation wird an der falschen Person durchgeführt. | Institutioneller Fehler – Operation an einem falschen Patienten | Nicht ausreichende Personalausstattung |

bei der Behandlung (Parmar et al. 2026). Dauerhaft hohe Arbeitsbelastung, lange Arbeitszeiten und Überstunden sind potenziell gesundheitsgefährdend (Rau und Buyken 2015) und können zu starkem Stress (Stiawa et al. 2022) und Burnout (Aronsson et al. 2017) führen. Diese Faktoren können dann wieder zu einer erhöhten Wahrscheinlichkeit von individuellen Fehlern oder Kommunikationsfehlern führen. Fehlerhafte Personalplanung ist also eine zentrale institutionelle Ursache für Never Events. Darüber hinaus können auch Fehlentscheidungen bei Brand- und Katastrophenschutz, bei der Wartung von Medizingeräten oder der Instandhaltung kritischer Infrastruktur institutionelle Ursachen von Never Events sein. Tab. 3.3 gibt einen Überblick über Beispiele für institutionelle Fehler in Einrichtungen des Gesundheitssystems die zu Ursachen von Never Events werden können

## 3.5 Technische Fehler als Ursache von Never Events

Die letzte Gruppe der Ursachen von Never Events sind technische Fehler. Diese beinhalten vor allem Fehlfunktionen von Medizingeräten, aber auch IT- und KI-Fehler. Dazu zählen in erste Linie Fehlfunktionen von Medizingeräten, die zu Verbrennungen oder elektrischen Schocks führen können. Diese gehören zu den häufiger auftretenden Never Events (Bowman et al. 2023). Darüber hinaus können auch IT-Fehler zu Never Events führen, etwa Programmierfehler oder kritische Systemabstürze im Krankenhausinformationssystem, die zu fehlenden oder falschen Patienteninformationen führen können. Dies kann dann unter Umständen zu Never Events wie nicht näher bezeichneten Medikationsfehlern mit Schadensfolge führen. Eine Gruppe von Never Events, die in der Zukunft wahrscheinlich immer mehr Bedeutung im Gesundheitswesen erlangen wird, sind KI-basierte Never Events durch KI-Fehler. Während KI vielversprechende Anwendungsmöglichkeiten bei der Prävention von Never Events zeigt (Flint et al. 2025; Hmood et al. 2025) kann sie selber auch die Ursache von Never Events sein. Dies kann zum Beispiel den therapieunterstützenden Einsatz von KI-Chatbots bei der Behandlung psychiatrischer Patienten betreffen. Eine Studie konnte zeigen, dass von 29 getesteten KI-Chatbots keiner eine vollständig adäquate Reaktion auf simulierte Anzeichen akuter Suizidalität des Nutzers aufwies (Pichowicz et al. 2025). Der Einsatz klinisch nicht ausreichend geprüfter KI-Software in diesem Bereich könnte also unter Umständen Never Events wie Selbstmordversuche oder Selbstverletzung zur Folge haben. Darüber hinaus wird KI in immer mehr Bereichen des Gesundheitssystems in Diagnose, Prognose und Behandlungsplanung eingesetzt (Agarwal et al. 2026; Andersen und Hansen 2026; Khan et al. 2025; Komasawa 2026; Petrella 2024; Y.-Q. Wu und Du 2026). Auch hier können Fehler zu verschiedensten Never Events führen. Besonders kritisch ist hierbei der Einsatz von handelsüblichen KI-Tools im Gesundheitssystem, die nicht spezifisch für Diagnostik und Therapie trainiert wurden (Denecke et al. 2025). Es wird also sicherlich eine der größten Herausforderungen der nächsten Jahre für die multidisziplinäre Forschung zu Never Events sein, die Entstehung solcher KI-basierten Never Events zu verstehen und sie zu verhindern. Tab. 3.4 gibt einige Beispiele für technische Fehler als Ursache von Never Events.

**Tab. 3.4** Beispiele für technische Fehler in Einrichtungen des Gesundheitssystems, die zu Ursachen von Never Events werden können

| Beispiel | Ebene | Ursache |
|---|---|---|
| Ein elektrisches Skalpell ist fehlerhaft produziert und verletzt bei einem Eingriff die Patientin durch einen elektrischen Schock. | Technischer Fehler-Elektrischer Schock | Fehlfunktion eines Medizingerätes |
| Durch einen Programmierfehler im Krankenhausinformationssystem kommt es zu Problemen im Entlassmanagement eines Krankenhauses. Eine Patientin wird mit einem fehlerhaften Entlassbrief entlassen und infolgedessen verschreibt ihre Hausärztin ein falsches Medikament. Die Symptome der Patientin verschlimmern sich gravierend. | Technischer Fehler – Nicht näher bezeichneter Medikationsfehler | IT-Fehler |
| Ein KI-Chatbot zur Therapieunterstützung bei der Behandlung depressiver Patienten ist fehlerhaft programmiert und versäumt es, trotz dringender Anzeichen akuter Selbstgefährdung im Chatverlauf, den Patienten darauf hinzuweisen, sich sofort in eine Notaufnahme zu begeben. Der Patient verletzt sich selbst schwer mit einer Rasierklinge. | Technischer Fehler – Selbstmord, Selbstmordversuch oder Selbstverletzung eines Patienten/einer Patientin | KI-Fehler |

## 3.6 Das Zusammenspiel verschiedener Faktoren bei der Entstehung von Never Events

Welche der genannten Faktoren besonders wichtig für die Entstehung von Never Events sind, wurde in empirischen Studien untersucht. So konnte für die Chirurgie gezeigt werden, dass auf der Ebene der individuellen behandelnden Person vor allem akute Müdigkeit, eine hohe Anzahl an zu behandelnden Fällen und mangelndes Situationsbewusstsein für einen spezifischen Eingriff zu Never Events beitragen (Koleva 2020). Des Weiteren sind Kommunikationsfehler eine häufige Ursache von Never Events in der Chirurgie sowie auf der institutionellen Ebene eine zu geringe Anzahl an Fachkräften mit relevanter Ausbildung, so dass sich für bestimmte Eingriffe eine zu hohe Arbeitsbelastung für wenige, fachlich qualifizierte Kräfte ergibt.

Dabei muss allerdings betont werden, dass die Bestimmung der Ursache eines Never Events auf einen einzelnen Faktor oft nicht möglich ist. Oft gibt es eine komplexe Verknüpfung verschiedener Ursachen auf unterschiedlichen Ebenen. Wenn zum Beispiel auf der institutionellen Ebene eine zu geringe Anzahl an Fachkräften, die für einen bestimmten Eingriff geschult sind, eingestellt werden, kann sich dies auf verschiedene Arten auch auf der individuellen Ebene auswirken. Zum einen kann es passieren, dass die qualifizierten Fachkräfte, die den Eingriff durchführen können, zu hohe Fallzahlen und dadurch eine zu hohe Arbeitsbelastung erfahren. Dies kann dann zu Stress, Erschöpfung und in einigen Fällen auch Burnout führen und die Qualität der medizinischen Versorgung negativ beeinflussen. Zum anderen kann ein Mangel an relevant geschulten Fachkräften eventuell auch dazu führen, dass Personen mit mangelnder Qualifikation an Behandlungen beteiligt werden. Dies kann auch wieder zu einer Reduktion der Qualität der medizinischen Behandlung führen. Daher sollten die Ursachen von Never Events idealerweise aus einer übergeordneten systemischen Perspektive betrachtet werden, anstatt die Schuld allein bei einer einzelnen Person zu suchen. Oftmals spielen Faktoren wie organisatorische Abläufe und Personalmanagement, aber auch gelebte Unternehmenskultur und Umgang mit Mitarbeitenden eine entscheidende Rolle bei der Entstehung von individuellen Fehlern oder Kommunikationsfehlern, die zu Never Events führen. Daher kann nur eine systemweite Betrachtung der Ursachen von Never Events zu einem tiefgehenden Verständnis ihrer Entstehung und hoffentlich einer nachhaltigen Reduktion ihres Auftretens führen.

# Qualitäts- und Risikomanagement zur bestmöglichen Reduktion von Never Events

# 4

## 4.1 Wie kann man das Auftreten von Never Events reduzieren?

Da Never Events vollständig vermeidbare Ereignisse sind, gibt es eine ganze Reihe von Maßnahmen, die zu ihrer Reduktion und idealerweise vollständigen Verhinderung eingesetzt werden. In diesem Kapitel erfolgt daher eine praxisorientierte Diskussion möglicher Qualitätsmanagement-, Risikomanagement- und Präventionsmaßnahmen im Kontext von Never Events zur nachhaltigen Verbesserung der Patienten- und Mitarbeitendensicherheit.

## 4.2 Qualitätsmanagement im Gesundheitswesen

Qualitätsmanagement (QM) soll Organisationen wie z. B. Krankenhäuser oder Arztpraxen dabei unterstützen, ihre Arbeit stetig zu verbessern und ihre Abläufe effizienter zu gestalten (Petzina und Wehkamp 2022; Raetzell 2021). Im Mittelpunkt steht die Frage: Wie gut sind unsere Struktur-, Prozess- und Ergebnisqualität in Abstimmung mit den Interessengruppen (Stakeholdern) der Organisation – und wie können wir sie weiterentwickeln (Donabedian 1966)? Eine zentrale Rolle spielt dabei der kontinuierliche Verbesserungsprozess. Er wird oft über den sogenannten PDCA-Zyklus beschrieben – Plan, Do, Check, Act. Dieser Kreislauf macht sichtbar, dass echte Qualitätsentwicklung in kleinen, wiederkehrenden Schritten entsteht: planen, ausprobieren, überprüfen und anschließend verbessern (Deming 1982). In den letzten Jahren hat sich dieser Ansatz weiterentwickelt. Aus dem PDCA ist zunehmend der PDSA-Zyklus geworden – Plan, Do, Study, Act. Der



S. Ocklenburg, R. Petzina, *Never Events im Gesundheitswesen*, essentials,
https://doi.org/10.1007/978-3-662-73745-3_4

Unterschied liegt im Detail: „Study" betont stärker das Lernen aus Erfahrungen, statt nur abzuhaken, ob ein Plan funktioniert hat oder nicht. Damit rückt das Verstehen, Reflektieren und Anpassen noch stärker in den Mittelpunkt (Christoff 2018; Taylor et al. 2014). Gutes Qualitätsmanagement sorgt so nicht nur für bessere Abläufe, sondern trägt langfristig dazu bei, die Leistungsfähigkeit und Nachhaltigkeit einer Organisation zu stärken.

## 4.3 Risikomanagement im Gesundheitswesen

Das Risikomanagement (RM) spielt heute eine Schlüsselrolle in der modernen Gesundheitsversorgung (Hauke und Holzer 2018; Petzina et al. 2022; Sendlhofer et al. 2018). Es ergänzt das QM, indem es gezielt den Blick auf mögliche Gefahren richtet, die Patientinnen und Patienten, Mitarbeitende oder ganze Organisationen betreffen können. Beide Bereiche arbeiten prozessorientiert und nutzen Zyklen wie PDCA oder besser PDSA, um Abläufe Schritt für Schritt zu verbessern – das schafft spürbare Synergien im gesamten Gesundheitswesen. Grundlage des RM ist die Erkenntnis, dass komplexe Versorgungssysteme zwangsläufig Risiken bergen. Diese lassen sich jedoch durch vorausschauende, proaktive/präventive und rückblickende, reaktive Analysen sowie gezielte Maßnahmen deutlich besser systematisch bearbeiten. Angesichts immer komplexerer medizinischer Behandlungen, vielfältiger Berufsgruppen und hoch technisierter Abläufe ist ein systematischer Umgang mit Risiken unverzichtbar. RM sorgt dafür, dass Fehler und kritische Ereignisse nicht nur lokal behoben, sondern als Chance für organisationsweites Lernen genutzt werden. Gleichzeitig ist es ein zentraler Baustein der Patientensicherheit – ein internationales Kernkriterium für Qualität im Gesundheitswesen. Damit RM erfolgreich ist, reicht Fachwissen allein jedoch nicht aus. Entscheidend ist eine gelebte Sicherheitskultur, die von Offenheit, Verantwortungsbewusstsein und guter interdisziplinärer und interprofessioneller Zusammenarbeit geprägt ist. Gemeinsames Ziel des QM und RM ist die Erhöhung der Patientensicherheit und die Stärkung der Resilienz klinischer Prozesse durch proaktive Risikoabwehr sowie reaktive Aufarbeitung eingetretener Ereignisse. Dafür kommen u. a. folgende unterschiedliche Methoden und Instrumente zum Einsatz, die auch bei der Bekämpfung von Never Events eingesetzt werden.

## 4.4 Proaktive Methoden und Instrumente zur Reduktion von Never Events

Proaktive Methoden und Instrumente im Risikomanagement des Gesundheitswesens dienen dazu, mögliche Risiken frühzeitig zu erkennen, bevor sie zu Fehlern oder Patientenschäden führen. Sie unterstützen Einrichtungen dabei, Abläufe, Strukturen und Arbeitsumgebungen systematisch zu überprüfen, um Schwachstellen präventiv zu beseitigen und die Patientensicherheit dauerhaft zu stärken. Diese Methoden beinhalten:

- Szenarioanalysen
- Audits
- Begehungen
- Begutachtungen durch Experten („Peer Reviews")
- Strukturierte Begehungen
- Fehlermöglichkeits- und Einflussanalyse (FMEA)

Zu den proaktiven Methoden zur Reduktion von Never Events zählt die Szenarioanalyse (Backhaus et al. 2015). Die Szenario-Analyse ist ein Werkzeug, mit dem Gesundheitseinrichtungen gedanklich in die Zukunft reisen. Dabei werden plausible, aber herausfordernde Situationen durchgespielt – beispielsweise ein Stromausfall, ein Cyberangriff oder plötzlich fehlendes Personal. Ziel ist es, sich den „glaubhaft schlimmsten Fall" (Credible Worst Case) vorzustellen, um besser darauf vorbereitet zu sein. Die Methode hilft dabei, Risiken sichtbar zu machen, die Widerstandsfähigkeit einer Organisation zu prüfen und Notfallpläne zu entwickeln.

Weitere proaktive Methoden zur Reduktion von Never Events sind Audits, Begehungen und Begutachtungen durch Experten. Um die Qualität im Alltag zu überprüfen, gibt es verschiedene strukturierte Verfahren, um Lernen durch Beobachtung und Austausch zu fördern. Audits dienen dabei der systematischen Selbstkontrolle und können intern oder durch externe Kräfte erfolgen. Ein Beispiel sind regelmäßige Hygieneaudits, die anhand fester Kriterien Abläufe bewerten (Ojanperä et al. 2020).

Bei einer strukturierten Begehung besuchen interne Teams oder die Gesundheitsbehörden gezielt Bereiche wie OP, Notaufnahme oder Stationen und achten auf konkrete Themen wie beispielsweise Datenschutz oder sichere Arzneimitteltherapie (Henke-Gendo und Ziehm 2017). Diese Rundgänge können geplant oder spontan stattfinden.

Im Rahmen einer Expertenbegutachtung („Peer Review") besuchen Expertinnen und Experten aus anderen Abteilungen oder Einrichtungen ein Team, um gemeinsam Fälle zu besprechen und voneinander auf Augenhöhe zu lernen. Diese Form des fachlichen Austauschs fördert eine offene Lernkultur und trägt direkt zur Verbesserung der Patientensicherheit bei.

Die Fehlermöglichkeits- und Einflussanalyse (FMEA) ist eine weitere proaktive Methode, mit der mögliche Fehlerquellen bereits vor dem ersten Einsatz eines neuen Produkts oder Prozesses identifiziert werden (Hering 2019). Sie wird zum Beispiel genutzt, wenn neue medizinische Geräte eingeführt werden. Durch diese vorausschauende Analyse können Schwachstellen rechtzeitig erkannt und behoben werden – bevor sie sich im realen Einsatz auswirken.

## 4.5 Reaktive Methoden und Instrumente zur Reduktion von Never Events

Reaktive Methoden helfen Gesundheitseinrichtungen dabei, aus kritischen Ereignissen und tatsächlichen Schäden zu lernen. Sie setzen an, nachdem ein kritisches Ereignis aufgetreten ist oder beinahe passiert wäre (Liukka et al. 2020).

Diese Methoden beinhalten:

- Das CIRS – Fehlermeldesystem
- Maßnahmen zum Schadenmanagement
- Morbiditäts- und Mortalitätskonferenzen (M&MK)
- Root-Cause-Analysis (RCA)
- Das London-Protokoll
- Patientenorientiertes Beschwerdemanagement
- PROM und PREM
- OP-Checklisten

Das Critical Incident Reporting System (CIRS) ermöglicht Mitarbeitenden, kritische Situationen anonym und sanktionsfrei zu melden – gerade dann, wenn noch kein Schaden entstanden ist. Ziel ist es, versteckte Risiken im Arbeitsalltag aufzudecken und Prozesse zu verbessern (Lehmann et al. 2016; Neuhaus et al. 2020). Entscheidend für den Erfolg sind eine offene Sicherheitskultur, transparente Rückmeldungen und die Umsetzung der daraus abgeleiteten Maßnahmen. Neben internen Systemen gibt es auch einrichtungsübergreifende Netzwerke wie das Krankenhaus-CIRS-Netz Deutschland (https://www.kh-cirs.de/).

Beim Schadenmanagement werden tatsächliche Patientenschäden systematisch ausgewertet (Mutschler und Euteneier 2020). Eine enge Zusammenarbeit zwischen Gesundheitseinrichtung, RM, Juristinnen/Juristen und der Haftpflichtversicherung soll sicherstellen, dass Organisationen aus realen Schadenfällen lernen und vorbeugende Verbesserungen ableiten.

In Morbiditäts- und Mortalitätskonferenzen (M&MK) werden besondere Behandlungsverläufe, unerwünschte Ereignisse oder Todesfälle interdisziplinär besprochen. Ziel ist es, Ursachen zu verstehen und gemeinsam Verbesserungsmaßnahmen zu entwickeln (Bundesärztekammer 2016; Suárez et al. 2013).

Die Root-Cause-Analysis (RCA) untersucht nach einem kritischen Ereignis dessen grundlegende, systemische Ursachen. Damit sollen Wiederholungen verhindert werden – etwa bei Medikationsfehlern oder unzureichenden Risikoeinschätzungen (Deshpande et al. 2023; Patel und Goldin 2026).

Das international etablierte London-Protokoll basiert auf der Human-Factors-Forschung. Es dient dazu, kritische Vorfälle rekonstruktiv und ohne Schuldzuweisung zu analysieren, um strukturelle Verbesserungen abzuleiten. Häufig wird es bei größeren Schadensereignissen wie Cyberangriffen oder Ausbruchsgeschehen eingesetzt (Taylor-Adams und Vincent 2004). Eine überarbeitete Version des London-Protokolls wurde 2025 vorgestellt (Vincent et al. 2025).

Beim patientenorientierten Beschwerdemanagement stellen Beschwerden von Patientinnen und Patienten eine wichtige Quelle für Verbesserungspotenziale dar (Gondolatsch et al. 2023). Strukturiertes Beschwerdemanagement ist gesetzlich vorgeschrieben und soll Zufriedenheit erfassen, Missstände aufdecken und entsprechende Korrekturmaßnahmen anstoßen.

Zusätzlich zu den aufgeführten Methoden und Instrumenten machen Patient-Reported Outcome Measures (PROMs) (Anagnostou et al. 2024) und Patient-Reported Experience Measures (PREMs) (Wild et al. 2024) sichtbar, wie Patientinnen und Patienten ihre Gesundheit und die medizinische Versorgung selbst erleben. PROMs erfassen den gesundheitlichen Zustand und die Lebensqualität direkt aus Patientensicht, während PREMs das Behandlungserlebnis – etwa Kommunikation oder kritische Ereignisse – bewerten. Beide Instrumente gewinnen zunehmend an Bedeutung für die Steigerung der Qualität in der Patientenversorgung, erfordern jedoch hohen Aufwand bei Datenerhebung und Auswertung und erzielen bislang nicht immer ausreichende Rücklaufquoten.

## 4.6 Die wichtige Rolle von OP-Checklisten zur Reduktion von Never Events

Ein zentrales Instrument zur Reduktion von Never Events sind OP-Checklisten. Die international bekannte „Surgical Safety Checklist" der WHO hat sich als äußerst wirksames Instrument erwiesen, um Never Events zu reduzieren und die Sicherheit von Patientinnen und Patienten im Operationssaal zu erhöhen (Fudickar et al. 2012). Sie sorgt dafür, dass das Behandlungsteam vor jeder Operation standardisiert prüft, ob z. B. die richtige Patientin oder der richtige Patient auf dem Tisch liegt, die Operationsseite korrekt markiert ist und alle Beteiligten über den zu erwartenden Blutverlust sowie mögliche Risiken informiert sind. Studien zeigen, dass durch diese Checkliste sowohl Komplikationen als auch Todesfälle nachweislich deutlich sinken (Haynes et al. 2009). Ein systematischer Übersichtsartikel zu klinischen Studien zur Wirksamkeit von Checklisten zeigte darüber hinaus eine insgesamt signifikant reduzierte Mortalität durch die Verwendung von Checklisten (Boyd et al. 2017).

## 4.7 Shared Decision Making als Maßnahme gegen Never Events

Parallel dazu gewinnt die aktive Einbindung von Patientinnen und Patienten in medizinische Entscheidungen seit einigen Jahren zunehmend an Bedeutung. Dieses Vorgehen – Shared Decision Making genannt – bedeutet, dass Ärztinnen und Ärzte medizinische Fakten auf verständliche Weise vermitteln und gleichzeitig die persönlichen Werte, Wünsche und Prioritäten des Patienten berücksichtigen und somit gemeinsam, eine gut informierte Entscheidung treffen (Danner et al. 2020; Geiger et al. 2021; Geiger et al. 2026; Scheibler et al. 2022).

## 4.8 Einsatz von künstlicher Intelligenz zur Vermeidung von Never Events

Ein in den letzten Jahren vermehrt an Bedeutung gewinnender Ansatz zur Bekämpfung von Never Events ist der Einsatz von künstlicher Intelligenz. So zeigen zum Beispiel Computersysteme zur Vermeidung unbeabsichtigt zurückgelassener Fremdkörper nach OPs auf der Basis von Verfahren der künstlichen Intelligenz, insbesondere künstlicher neuronaler Netze (Artificial Neural Networks – ANNs), großes Potenzial das Aufkommen dieses häufigen Never Events zu reduzieren (Hmood et al. 2025). Auch bei der Messung von Vitalparametern in der Intensivmedizin zeigen KI-Tools großes Potenzial bei der Vermeidung von Behandlungsfehlern (Flint et al. 2025).

## 4.9 Auf dem Weg zu einem bundesweiten Melderegister für Never Events

Trotz aller etablierten Maßnahmen treten Never Events nach wie vor auf. Dies verdeutlicht, dass weiterhin Optimierungsbedarf besteht und eine systematische Datenerhebung sowie Analyse von Never Events von größter Wichtigkeit sind. Für Deutschland wäre daher ein weiterer wichtiger Schritt die Einführung eines bundesweiten anonymisierten Melderegisters für medizinische Fehler. Dort könnten Gesundheitseinrichtungen ihre internen Never-Event-Ereignisse nach einer sicheren und datenschutzkonformen Anonymisierung automatisiert melden. Eine solche Datenbank würde helfen, Fehlerquellen systematisch zu erkennen, transparent darzustellen, daraus zu lernen und so die Patientensicherheit nachhaltig zu verbessern – und gleichzeitig auch noch Kosten in einem der teuersten Gesundheitssysteme der Welt zu reduzieren.

# Das Second-Victim-Phänomen: Auswirkungen von Never Events jenseits der direkt betroffenen Patientinnen und Patienten

5

## 5.1 Definition Second Victim

Die von Never Events unmittelbar betroffenen Patientinnen und Patienten werden als First Victim, als erstes Opfer, bezeichnet. Durch das Never Event kann aber auch der oder die Behandelnde zur zweiten betroffenen Person werden – folglich zum zweiten Opfer, zum Second Victim (Catalán et al. 2024; Coughlan et al. 2017; Deng et al. 2026; Nydoo et al. 2020). Eine formale konsensbasierte Definition des Second-Victim-Phänomens, die durch ein Expertengremium mittels Delphi-Methode erstellt wurde (Rösner et al. 2024) findet sich in Definition 5.1

▶ **Definition 5.1** „Jede Fachkraft im Gesundheitswesen, die direkt oder indirekt an einem unerwarteten unerwünschten Patientenereignis, einem unbeabsichtigten Fehler in der Gesundheitsversorgung oder einer Patientenschädigung beteiligt ist und die zur betroffenen Person wird, indem sie ebenfalls beeinträchtigt ist."

(Wörtliches Zitat aus (Rösner et al. 2024) publiziert unter einer Creative Commons Namensnennung 4.0 International Lizenz)

Die Gruppe der Behandelnden, die zu einem Second Victim werden kann, ist sehr heterogen und wird in diesem Buch als „Health Professionals" zusammengefasst. Dazu können zum Beispiel folgende Berufsgruppen zählen:

- Ärztin/Arzt
- examinierte oder in Ausbildung befindliche Pflegekräfte
- Personen im Rettungsdienst
- Psychologin/Psychologe



S. Ocklenburg, R. Petzina, *Never Events im Gesundheitswesen*, essentials,
https://doi.org/10.1007/978-3-662-73745-3_5

- Psychotherapeutin/Psychotherapeut
- Apothekerin/Apotheker
- Studierende im Gesundheitswesen mit direktem Kontakt zu Patientinnen und Patienten
- und viele weitere Gruppen

Der Begriff Second Victim wurde im Jahr 2000 vom amerikanischen Internisten Albert Wu geprägt (A. W. Wu 2000) und 2022 vom European Researchers‘ Network Working on Second Victim (ERNST) evidenz- und konsensbasiert erweitert (Vanhaecht et al. 2022). So wie der Begriff Never Event ist auch der Term Second Victim nicht unumstritten, wird aber aktuell in dieser Form international und so auch in diesem Essential verwendet.

## 5.2 Prävalenzraten des Second-Victim-Phänomens

Aber tritt das Second-Victim-Phänomen überhaupt in einem relevanten Maß auf? Erste Studien aus dem angloamerikanischen Raum zeigten Prävalenzraten von Second Victims im Gesundheitswesen zwischen 10 und 43 % auf (Seys et al. 2013; West et al. 2006). Um entsprechende Daten auch für den deutschsprachigen Raum zu erheben, wurde zunächst von Strametz et al. ein inhaltsvalidierter Fragebogen entwickelt, der die Auswirkungen des Second-Victim-Phänomens betrachtet (Strametz, Rösner, et al. 2021). In der Folge wurden von dieser Arbeitsgruppe mehrere unterschiedliche Berufsgruppen im deutschsprachigen Gesundheitswesen anhand des validierten Fragebogens untersucht. In der folgenden Tab. 5.1 sind die entsprechenden Prävalenzraten von Second Victims in den SeViD-Studien (SeViD – Second Victim im deutschsprachigen Raum) dargestellt:

Unabhängig von der jeweiligen Berufsgruppe berichten bis zu 89 % der Health Professionals bereits von einem Second-Victim-Ereignis betroffen gewesen zu sein (Klemm et al. 2025). Die psychischen Folgen des Second-Victim-Phänomens können für die Betroffenen teils erheblich sein. Dazu zählen etwa Schuldgefühle, Depressionen und Ängste (Nydoo et al. 2020), aber auch Schlaflosigkeit, Alpträume, intrusive Flashbacks an das Never Event (McDaniel und Morris 2020). Laut einem systematischer Übersichtsartikel zeigen viele der vom Second-Victim-Phänomen betroffenen Personen im Gesundheitswesen Symptome der Posttraumatischen Belastungsstörung, wie Veränderungen der Stimmung (60 %), Angstzustände (35 %), Schlaflosigkeit (30 %) und Flashbacks (20 %) (Fisher et al. 2025). Darüber hinaus kann sich das Second-Victim-Phänomen auch auf die Arbeitskraft von Arbeitsnehmenden im Gesundheitssystem auswirken. So ist es ein Prädiktor für

**Tab. 5.1** Prävalenzraten von Second Victims in den SeViD-Studien (SeViD – Second Victim im deutschsprachigen Raum)

| Studie | Kohorte | Second Victim Prävalenzrate | Studie |
|---|---|---|---|
| SeViD-I | Junge (≤ 35 Jahre) Ärztinnen und Ärzte im Fachbereich Innere Medizin (Deutschland) | 59 % Second Victim Prävalenzrate | (Strametz, Koch, et al. 2021) |
| SeViD-II | Pflegekräfte (Deutschland) | 60 % Second Victim Prävalenzrate | (Strametz, Fendel, et al. 2021) |
| SeViD-III | Notärztinnen und Notärzte (Deutschland) | 53 % Second Victim Prävalenzrate | (Marung et al. 2023) |
| SeViD-A1 | Kinderärztinnen und Kinderärzte (Österreich) | 89 % Second Victim Prävalenzrate | (Potura et al. 2023) |
| SeViD-VI | Familienbetreuer (Deutschland) | 58 % Second Victim Prävalenzrate | (Bushuven et al. 2024) |
| SeViD--VII | Leitstellendisponentinnen und Leitstellendisponenten (Deutschland) | 62 % Second Victim Prävalenzrate | (Klemm et al. 2025) |
| SeViD--VIII | Rettungsfachpersonal (Deutschland) | 65 % Second Victim Prävalenzrate | (Marung et al. 2025) |
| SeViD-A2 | Pflegekräfte (Österreich) | 81 % Second Victim Prävalenzrate | (Potura et al. 2024) |

Burnout (Chandrabhatla et al. 2022), und kann zu Absentismus, Arbeitsplatz-Fluktuation und einer höheren Kündigungswahrscheinlichkeit führen. Des Weiteren ist die Tatsache, ob eine Ärztin/ein Arzt vom Second-Victim-Phänomen betroffen ist, ein starker Prädiktor dafür, ob diese Person in der Folge sogenannte Absicherungsmedizin praktiziert, also bei Behandlungsentscheidungen primär die Vermeidung von Haftungsrisiken im Kopf hat (Panella et al. 2016). Dies kann unter Umständen zu unnötigen Behandlungen und Kosten führen. Insgesamt leidet also sowohl die Sicherheit als auch die Qualität der Versorgung durch das Second-Victim-Phänomen. Zusätzlich sind die negativen ökonomischen Auswirkungen von Second-Victim-Phänomenen beträchtlich.

## 5.3 Hilfe für Betroffene des Second-Victim-Phänomens

Schnelle und nachhaltige Hilfe für Betroffene ist also von großer Wichtigkeit. Daher sollte für Betroffene des Second-Victim-Phänomens unmittelbar oder zumindest zeitnah ein strukturiertes Unterstützungsangebot bereitgestellt werden, beispielsweise in Form kollegialer Hilfe im Rahmen spezifischer Peer-Support-Programme, und psychosozialer Unterstützung (Krommer et al. 2025). Informationen bietet hier etwa der Verein PSU-Akut e. V. – Psychosoziale Unterstützung (PSU) im Gesundheitswesen (https://psu-akut.de/). Ziel dieser Maßnahmen ist der Aufbau einer ausgeprägten Sicherheits- und Unterstützungskultur, die betroffenen Mitarbeitenden eine adäquate Bewältigung des belastenden Ereignisses ermöglicht und damit die Voraussetzung schafft, ihre berufliche Tätigkeit wieder ohne Angst und Einschränkungen fortzuführen. Die wirtschaftlichen Vorteile psychosozialer Peer-Support-Programme für Gesundheitsfachkräfte/Health Professionals zur Minderung der Auswirkungen des Second-Victim-Phänomens unter Ärztinnen und Ärzten sowie Pflegekräften in Deutschland sind erheblich und unterstreichen die Notwendigkeit strategischer Investitionen in unterstützende Interventionen. In einer Studie aus dem Jahr 2025 zeigte die wirtschaftliche Analyse immense jährliche Kosten, die durch das Second-Victim-Phänomen bedingte Fehlzeiten entstehen: etwa 1,5 Mrd. € für Ärztinnen und Ärzte und etwa 1,8 Mrd. € für Pflegekräfte (Strametz et al. 2025). Die Einführung umfassender Peer-Support-Programme könnte diese Kosten auf rund 0,8 Mrd. € (Ärztinnen und Ärzte) bzw. 1,0 Mrd. € (Pflegekräfte) senken und damit ein deutliches wirtschaftliches Nutzenpotenzial belegen (Strametz et al. 2025).

# Was Sie aus diesem *essential* mitnehmen können

- Never Events sind eindeutig identifizierbare schwerwiegende Ereignisse im Zusammenhang mit der Behandlung von Patientinnen und Patienten. Sie können zu Patientenschädigungen bis hin zum Tod führen und sind vollständig vermeidbar.
- Never Events treten auf den vier Ebenen Operation/Intervention, Arzneimitteltherapie, Transfusion/Transplantation und allgemeine Patientenversorgung auf.
- Zu den häufigsten Never Events zählen die Operation am falschen Körperteil, der falsche chirurgische Eingriff und unbeabsichtigt bei der Operation zurückgelassene Fremdkörper.
- Ursachen von Never Events beinhalten psychologische Faktoren in der individuellen behandelnden Person wie Müdigkeit, Stress oder mangelnde Erfahrung, Kommunikationsfehler zwischen mehreren behandelnden Personen, institutionelle Fehler wie systematischer Personalmangel sowie IT- oder KI-Fehler.
- Es gibt sowohl proaktive als auch reaktive Maßnahmen zur Reduktion von Never Events. Besonders OP-Checklisten haben sich als wirksame Maßnahme erwiesen. Langfristig ist die Einführung eines zentralen, deutschlandweiten Melderegisters für Never Events von zentraler Wichtigkeit.
- Never Events wirken sich nicht nur negativ auf die Person aus, die direkt von dem Ereignis betroffen ist (das sogenannte First Victim), sondern auch die behandelnde Person, die den medizinischen Fehler begangen hat (das sogenannte Second Victim). Die Auswirkungen für das Second Victim beinhalten sowohl psychische Konsequenzen wie Ängste und posttraumatische Belastungsstörungen, als auch berufliche Konsequenzen wie ein möglicher Arbeitsplatzwechsel.



S. Ocklenburg, R. Petzina, *Never Events im Gesundheitswesen*, essentials,
https://doi.org/10.1007/978-3-662-73745-3

# Literatur


Agarwal, S., Quaas, A. M., & Trolice, M. P. (2026). Ai in Reproductive Medicine: Hope or Hype? *Clinical Obstetrics and Gynecology*, *69*(1), 6–12. https://doi.org/10.1097/GRF.0000000000000983

Anagnostou, A., Warren, C., Dantzer, J., Galvin, A. D., Phillips, E. J., Khan, D. A., & Banerji, A. (2024). Patient-Reported Outcome Measures in Food and Drug Allergy. *The Journal of Allergy and Clinical Immunology. In Practice*, *12*(10), 2591–2598. https://doi.org/10.1016/j.jaip.2024.04.053

Andersen, F. L., & Hansen, A. E. (2026). Ai in nuclear medicine. *The British Journal of Radiology.* Advance online publication. https://doi.org/10.1093/bjr/tqag012

APS. (2023). *Die APS-Never-Event-Liste*. https://www.aps-ev.de/wp-content/uploads/2024/06/APS-Never-Event-Liste.pdf

Aronsson, G., Theorell, T., Grape, T., Hammarström, A., Hogstedt, C., Marteinsdottir, I., Skoog, I., Träskman-Bendz, L., & Hall, C. (2017). A systematic review including meta-analysis of work environment and burnout symptoms. *BMC Public Health*, *17*(1), 264. https://doi.org/10.1186/s12889-017-4153-7

Austin, J. M., & Pronovost, P. J. (2015). "Never events" and the quest to reduce preventable harm. *Joint Commission Journal on Quality and Patient Safety*, *41*(6), 279–288. https://doi.org/10.1016/s1553-7250(15)41038-4

Backhaus, K., Roeder, N., Bunzemeier, H., Mohr, S., & Leifke, C. (2015). Strategische Zukunftsplanung mithilfe der Szenarioanalyse. *Zeitschrift für Herz-,Thorax- und Gefäßchirurgie*, *29*(5), 330–334. https://doi.org/10.1007/s00398-015-0013-x

Bowman, C. L., Gorter, R. de, Zaslow, J., Fortier, J. H., & Garber, G. (2023). Identifying a list of healthcare 'never events' to effect system change: A systematic review and narrative synthesis. *BMJ Open Quality*, *12*(2). https://doi.org/10.1136/bmjoq-2023-002264

Boyd, J., Wu, G., & Stelfox, H. (2017). The Impact of Checklists on Inpatient Safety Outcomes: A Systematic Review of Randomized Controlled Trials. *Journal of Hospital Medicine*, *12*(8), 675–682. https://doi.org/10.12788/jhm.2788





S. Ocklenburg, R. Petzina, *Never Events im Gesundheitswesen*, essentials,
https://doi.org/10.1007/978-3-662-73745-3

Brozynski, M., Di Via Loschpe, A., Oleru, O., Seyidova, N., Rew, C., & Taub, P. J. (2024). Never events in plastic surgery: An analysis of surgical burns and medical malpractice litigation. *Burns: Journal of the International Society for Burn Injuries*, *50*(5), 1232–1240. https://doi.org/10.1016/j.burns.2024.02.007

Bundesärztekammer. (2016). *Methodischer Leitfaden Morbiditäts- und Mortalitätskonferenzen (M & MK)*. https://www.bundesaerztekammer.de/fileadmin/user_upload/_old-files/downloads/pdf-Ordner/QS/M_Mk.pdf

Bushuven, S., Trifunovic-Koenig, M., Klemm, V., Diesener, P., Haller, S., & Strametz, R. (2024). The "Double Victim Phenomenon": Results From a National Pilot Survey on Second Victims in German Family Caregivers (SeViD-VI Study). *Journal of Patient Safety*, *20*(6), 410–419. https://doi.org/10.1097/PTS.0000000000001251

Catalán, L., Alvarado-Peña, J., Torres-Soto, G., Lorca-Sepúlveda, B., Besoain-Cornejo, A.-M., & Kappes, M. (2024). Second victim phenomenon among healthcare students: A scoping review. *Nurse Education in Practice*, *79*, 104094. https://doi.org/10.1016/j.nepr.2024.104094

Chakr, V. C. B. G. (2021). Stress management in Medicine. *Revista Da Associacao Medica Brasileira (1992)*, *67*(3), 349–352. https://doi.org/10.1590/1806-9282.20200785

Chandrabhatla, T., Asgedom, H., Gaudiano, Z. P., Avila, L. de, Roach, K. L., Venkatesan, C., Weinstein, A. A., & Younossi, Z. M. (2022). Second victim experiences and moral injury as predictors of hospitalist burnout before and during the COVID-19 pandemic. *PloS One*, *17*(10), e0275494. https://doi.org/10.1371/journal.pone.0275494

Christoff, P. (2018). Running PDSA cycles. *Current Problems in Pediatric and Adolescent Health Care*, *48*(8), 198–201. https://doi.org/10.1016/j.cppeds.2018.08.006

Coughlan, B., Powell, D., & Higgins, M. F. (2017). The Second Victim: A Review. *European Journal of Obstetrics, Gynecology, and Reproductive Biology*, *213*, 11–16. https://doi.org/10.1016/j.ejogrb.2017.04.002

Danner, M., Geiger, F., Wehkamp, K., Rueffer, J. U., Kuch, C., Sundmacher, L., Skjelbakken, T., Rummer, A., Novelli, A., Debrouwere, M., & Scheibler, F [Fueloep] (2020). Making shared decision-making (SDM) a reality: Protocol of a large-scale long-term SDM implementation programme at a Northern German University Hospital. *BMJ Open*, *10*(10), e037575. https://doi.org/10.1136/bmjopen-2020-037575

Deming, W. E. (1982). *Out of the Crisis*. *MIT Press Ser*. MIT Press. https://ebookcentral.proquest.com/lib/kxp/detail.action?docID=3339632

Denecke, K., Lopez-Campos, G., & May, R. (2025). The Unintended Harm of Artificial Intelligence (AI): Exploring Critical Incidents of AI in Healthcare. *Studies in Health Technology and Informatics*, *329*, 1013–1018. https://doi.org/10.3233/SHTI250992

Deng, Y., Mo, B., Xu, B., Wang, L., Lai, J., & Zhao, C. (2026). The second victim of adverse events in health care: A systematic review of qualitative research. *International Journal of Nursing Studies*, *173*, 105248. https://doi.org/10.1016/j.ijnurstu.2025.105248

Deshpande, M., Sinclair, J. M. A., & Baldwin, D. S. (2023). Validity of root cause analysis in investigating adverse events in psychiatry. *The British Journal of Psychiatry: The Journal of Mental Science*, *222*(4), 153–156. https://doi.org/10.1192/bjp.2023.2

Di Muzio, M., Dionisi, S., Di Simone, E., Cianfrocca, C., Di Muzio, F., Fabbian, F., Barbiero, G., Tartaglini, D., & Giannetta, N. (2019). Can nurses' shift work jeopardize the patient safety? A systematic review. *European Review for Medical and Pharmacological Sciences*, *23*(10), 4507–4519. https://doi.org/10.26355/eurrev_201905_17963

Donabedian, A. (1966). Evaluating the quality of medical care. *The Milbank Memorial Fund Quarterly*, *44*(3), Suppl:166-206.

Donnelly, E. A., Bradford, P., Davis, M., Hedges, C., Socha, D., & Morassutti, P. (2019). Fatigue and Safety in Paramedicine. *CJEM*, *21*(6), 762–765. https://doi.org/10.1017/cem.2019.380

Dyer, O. (2004). Doctors suspended for removing wrong kidney. *BMJ (Clinical Research Ed.)*, *328*(7434), 246. https://doi.org/10.1136/bmj.328.7434.246-a

Fisher, S., Blau, A., & Gendler, Y. (2025). The Silent Struggle: An Integrative Review of PTSD Symptoms in Second Victim Experiences Among Nurses. *International Nursing Review*, *72*(2), e70049. https://doi.org/10.1111/inr.70049

Flint, A. R., Schaller, S. J., & Balzer, F. (2025). How AI can help in error detection and prevention in the ICU? *Intensive Care Medicine*, *51*(3), 590–592. https://doi.org/10.1007/s00134-024-07775-z

Flug, J. A., Ponce, L. M., Osborn, H. H., & Jokerst, C. E. (2018). Never Events in Radiology and Strategies to Reduce Preventable Serious Adverse Events. *Radiographics: A Review Publication of the Radiological Society of North America, Inc*, *38*(6), 1823–1832. https://doi.org/10.1148/rg.2018180036

Fudickar, A., Hörle, K., Wiltfang, J., & Bein, B. (2012). The effect of the WHO Surgical Safety Checklist on complication rate and communication. *Deutsches Arzteblatt International*, *109*(42), 695–701. https://doi.org/10.3238/arztebl.2012.0695

Geiger, F., Novelli, A., Berg, D., Hacke, C., Sundmacher, L., Kopeleva, O., Scheibler, F [Fülöp], Rüffer, J.-U., Kuch, C., & Wehkamp, K. (2021). The Hospital-Wide Implementation of Shared Decision-Making–Initial Findings of the Kiel SHARE TO CARE Program. *Deutsches Arzteblatt International*, *118*(13), 225–226. https://doi.org/10.3238/arztebl.m2021.0144

Geiger, F., Oldenburg, M., Förner, J., & Mandelkow, L. (2026). Eine Frage des Systems: Wie sich Shared Decision Making von selbst im Gesundheitssystem skaliert [A matter of the system: how shared decision making is self-scaling across the healthcare system]. *Bundesgesundheitsblatt, Gesundheitsforschung, Gesundheitsschutz*, *69*(2), 151–157. https://doi.org/10.1007/s00103-025-04176-5

Gondolatsch, O., Bäuerlein, M., Denker, Y., & Bartz, H.-J. (Eds.). (2023). *Patientenorientiertes Beschwerdemanagement*. Medizinisch Wissenschaftliche Verlagsgesellschaft. https://doi.org/10.32745/9783954667611

Gormley, G. J., Dempster, M., & Best, R. (2008). Right-left discrimination among medical students: Questionnaire and psychometric study. *BMJ (Clinical Research Ed.)*, *337*, a2826. https://doi.org/10.1136/bmj.a2826

Gormley, G. J., Dempster, M., Corry, R., & Brennan, C. (2018). 'when Right could be so Wrong'. Laterality Errors in Healthcare. *The Ulster Medical Journal*, *87*(1), 3–10.

Hafez, A., Omar, I., Ang, A., Aly, M., Pouwels, S., & Smeenk, F. (2023). Common preventable errors in hand surgery: Analysis of NHS never events data and a proposed safety checklist. *The International Journal of Risk & Safety in Medicine*, *34*(3), 169–178. https://doi.org/10.3233/JRS-220030

Hafez, A., Omar, I., Purushothaman, B., Michla, Y., & Mahawar, K. (2022). Never events in orthopaedics: A nationwide data analysis and guidance on preventative measures. *The International Journal of Risk & Safety in Medicine*, *33*(3), 319–332. https://doi.org/10.3233/JRS-210051

Hauke, E., & Holzer, E. (2018). Risikomanagement in Gesundheitseinrichtungen – ein Prozess für Nachhaltigkeit. In M. A. Pfannstiel, P. Da-Cruz, & C. Rasche (Eds.), *Entrepreneurship im Gesundheitswesen/Mario A. Pfannstiel, Patrick Da-Cruz, Christoph Rasche, Hrsg: Vol. 1. Unternehmensgründung – Geschäftsideen – Wertschöpfung* (pp. 151–163). Springer Gabler. https://doi.org/10.1007/978-3-658-14779-2_9

Haynes, A. B., Weiser, T. G., Berry, W. R., Lipsitz, S. R., Breizat, A.-H. S., Dellinger, E. P., Herbosa, T., Joseph, S., Kibatala, P. L., Lapitan, M. C. M., Merry, A. F., Moorthy, K., Reznick, R. K., Taylor, B., & Gawande, A. A. (2009). A surgical safety checklist to reduce morbidity and mortality in a global population. *The New England Journal of Medicine*, *360*(5), 491–499. https://doi.org/10.1056/NEJMsa0810119

Hempel, S., Maggard-Gibbons, M., Nguyen, D. K., Dawes, A. J., Miake-Lye, I., Beroes, J. M., Booth, M. J., Miles, J. N. V., Shanman, R., & Shekelle, P. G. (2015). Wrong-Site Surgery, Retained Surgical Items, and Surgical Fires: A Systematic Review of Surgical Never Events. *JAMA Surgery*, *150*(8), 796–805. https://doi.org/10.1001/jamasurg.2015.0301

Henke-Gendo, C., & Ziehm, D. (2017). Strukturierte Begehungen in Niedersachsen. *Das Gesundheitswesen*, *79*(04), 299–374. https://doi.org/10.1055/s-0037-1601901

Hering, E. (2019). *Fehlermöglichkeits- und Einflussanalyse: Methode Zur Vorbeugenden, Systematischen Qualitätsplanung Unter Risikogesichtspunkten* (1st ed.). *Essentials Series*. Springer Fachmedien Wiesbaden GmbH. https://ebookcentral.proquest.com/lib/kxp/detail.action?docID=5738732

Hmood, Z., Abou Ghayda, R., Santos, A., & Stuart, D. (2025). Using Artificial Intelligence Deep Learning to Detect and Prevent Retained Surgical Sponges. *Journal of Patient Safety*. Advance online publication. https://doi.org/10.1097/PTS.0000000000001411

Keers, R. N., Williams, S. D., Cooke, J., & Ashcroft, D. M. (2013). Causes of medication administration errors in hospitals: A systematic review of quantitative and qualitative evidence. *Drug Safety*, *36*(11), 1045–1067. https://doi.org/10.1007/s40264-013-0090-2

Khan, S. N., Danishuddin, Khan, M. W. A., Guarnera, L., & Akhtar, S. M. F. (2025). Multimodal AI in precision medicine: Integrating genomics, imaging, and EHR data for clinical insights. *Frontiers in Artificial Intelligence*, *8*, 1743921. https://doi.org/10.3389/frai.2025.1743921

Kizer, K. W., & Stegun, M. B. (2005). *Advances in Patient Safety: From Research to Implementation (Volume 4: Programs, Tools, and Products): Serious Reportable Adverse Events in Health Care* (K. Henriksen, J. B. Battles, E. S. Marks, & D. I. Lewin, Eds.).

Kjellberg, J., Wolf, R. T., Kruse, M., Rasmussen, S. R., Vestergaard, J., Nielsen, K. J., & Rasmussen, K. (2017). Costs associated with adverse events among acute patients. *BMC Health Services Research*, *17*(1), 651. https://doi.org/10.1186/s12913-017-2605-5

Klemm, V., Strametz, R., Neusius, T., Raspe, M [Matthias], Trautmann, R., Gistrichovsky, M., Petzina, R., Bushuven, S., & Marung, H. (2025). Second victims among emergency medical dispatchers in Germany: A cross-sectional study (SeViD-VII). *International Journal of Emergency Medicine*, *19*(1), 27. https://doi.org/10.1186/s12245-025-01084-y

Koleva, S. I. (2020). A literature review exploring common factors contributing to Never Events in surgery. *Journal of Perioperative Practice*, *30*(9), 256–264. https://doi.org/10.1177/1750458919886182

Komasawa, N. (2026). Generative AI in perioperative medicine and anesthesiology: Ethical integration, educational innovation, and the future of clinical professionalism. *Journal of Anesthesia*, *40*(1), 116–122. https://doi.org/10.1007/s00540-025-03575-x

Krommer, E., Klemm, V., Gatterer, C., Roesner, H., Huf, W [Wolfgang], Ettl, B [Brigitte], & Strametz, R. (2025). Erfahrungen von Peer-Support und selbst wahrgenommene psychologische Sicherheit nach der Unterstützung von Second Victims. *Zentralblatt für Arbeitsmedizin, Arbeitsschutz und Ergonomie*, 1–7. https://doi.org/10.1007/s40664-025-00595-y

Lehmann, K., Vlcek, A., Rößlein, R., Hagemann, M., Jobst, R., Fabian, M., Schmidt, A., & Müller-Barna, P. (2016). Erste Erfahrungen mit einem Fehlermeldesystem in Pflegeeinrichtungen. *Das Gesundheitswesen*, *78*(08/09). https://doi.org/10.1055/s-0036-1586565

Liukka, M., Steven, A., Moreno, M. F. V., Sara-Aho, A. M., Khakurel, J., Pearson, P., Turunen, H., & Tella, S. (2020). Action after Adverse Events in Healthcare: An Integrative Literature Review. *International Journal of Environmental Research and Public Health*, *17*(13). https://doi.org/10.3390/ijerph17134717

Marung, H., Klemm, V., Strametz, R., Neusius, T., Raspe, M [Matthias], Roesner, H., Karutz, H., Runggaldier, K., Petzina, R., Teichmann, L., & Bushuven, S. (2025). The second victim phenomenon among German emergency medical technicians: A cross-sectional study based on the SeViD questionnaire (SeViD-VIII). *BMC Emergency Medicine*, *25*(1), 137. https://doi.org/10.1186/s12873-025-01298-6

Marung, H., Moecke, H., Poloczek, S., & Lenz, M. (2015). Never Events: Building a consensus on patient safety in prehospital emergency care. *Resuscitation*, *96*, 122–123. https://doi.org/10.1016/j.resuscitation.2015.09.290

Marung, H., Strametz, R., Roesner, H., Reifferscheid, F., Petzina, R., Klemm, V., Trifunovic-Koenig, M., & Bushuven, S. (2023). Second Victims among German Emergency Medical Services Physicians (SeViD-III-Study). *International Journal of Environmental Research and Public Health*, *20*(5). https://doi.org/10.3390/ijerph20054267

Maurer, A., Dax, F., Beaufort, A. de, Ettl, B [Brigitte], Marung, H., Breuer, F., Prückner, S., Urban, B., Bouillon, B., Münzberg, M., Spering, C., Stange, R., & Petzina, R. (2025). Never Events in Leitstellen. *Notfall + Rettungsmedizin*, 1–7. https://doi.org/10.1007/s10049-025-01515-6

McDaniel, L. R., & Morris, C. (2020). The Second Victim Phenomenon: How Are Midwives Affected? *Journal of Midwifery & Women's Health*, *65*(4), 503–511. https://doi.org/10.1111/jmwh.13092

McKinley, J., Dempster, M., & Gormley, G. J. (2015). 'Sorry, I meant the patient's left side': Impact of distraction on left-right discrimination. *Medical Education*, *49*(4), 427–435. https://doi.org/10.1111/medu.12658

Mutschler, W., & Euteneier, A. (2020). Klinisches Schaden- und Risikomanagement [Clinical harm and risk management]. *Der Unfallchirurg*, *123*(1), 3–5. https://doi.org/10.1007/s00113-019-00745-x

Neuhaus, C., Holzschuh, M., Lichtenstern, C., & St Pierre, M. (2020). Erkenntnisse aus 10 Jahren CIRS-AINS : Eine Analyse von Nutzerverhalten und Ausblick auf neue Herausforderungen [Findings from 10 years of CIRS-AINS : An analysis of usepatterns and insights into new challenges]. *Der Anaesthesist*, *69*(11), 793–802. https://doi.org/10.1007/s00101-020-00829-z

NHS. (2021). *Never events list*. https://www.england.nhs.uk/wp-content/uploads/2020/11/2018-Never-Events-List-updated-February-2021.pdf

NHS. (2024). *Never Events framework: 2024 consultation findings*. https://www.england.nhs.uk/patient-safety/patient-safety-insight/revised-never-events-policy-and-framework/2024-consultation-findings/

Nichols, P., Copeland, T.-S., Craib, I. A., Hopkins, P., & Bruce, D. G. (2008). Learning from error: Identifying contributory causes of medication errors in an Australian hospital. *The Medical Journal of Australia, 188*(5), 276–279. https://doi.org/10.5694/j.1326-5377.2008.tb01619.x

Nilsson, L., Borgstedt-Risberg, M., Brunner, C., Nyberg, U., Nylén, U., Ålenius, C., & Rutberg, H. (2020). Adverse events in psychiatry: A national cohort study in Sweden with a unique psychiatric trigger tool. *BMC Psychiatry, 20*(1), 44. https://doi.org/10.1186/s12888-020-2447-2

Nydoo, P., Pillay, B. J., Naicker, T., & Moodley, J. (2020). The second victim phenomenon in health care: A literature review. *Scandinavian Journal of Public Health, 48*(6), 629–637. https://doi.org/10.1177/1403494819855506

Ocklenburg, S., Peterburs, J., Mundorf, A., Raetzell, M., Marung, H., Brünahl, C., Wehkamp, K., & Petzina, R. (2024). Links-Rechts-Verwechslungen und andere Never Events in der Gesundheitsversorgung. *OP-Management Up2date, 04*(04), 285–298. https://doi.org/10.1055/a-2363-8212

Ojanperä, H., Kanste, O. I., & Syrjala, H. (2020). Hand-hygiene compliance by hospital staff and incidence of health-care-associated infections, Finland. *Bulletin of the World Health Organization, 98*(7), 475–483. https://doi.org/10.2471/BLT.19.247494

Omar, I., Singhal, R., Wilson, M., Parmar, C., Khan, O., & Mahawar, K. (2021). Common general surgical never events: Analysis of NHS England never event data. *International Journal for Quality in Health Care : Journal of the International Society for Quality in Health Care, 33*(1). https://doi.org/10.1093/intqhc/mzab045

Panella, M [M.], Rinaldi, C., Leigheb, F., Donnarumma, C., Kul, S., Vanhaecht, K [K.], & Di Stanislao, F. (2016). The determinants of defensive medicine in Italian hospitals: The impact of being a second victim. *Revista De Calidad Asistencial : Organo De La Sociedad Espanola De Calidad Asistencial, 31 Suppl 2*, 20–25. https://doi.org/10.1016/j.cali.2016.04.010

Parmar, D., Patel, N., Kenneth-Ogah, C., Yazdouni, S., Desai, C., Raveshia, D., & Patel, R. (2026). Root causes of surgical never-events: A systematic review. *Patient Safety in Surgery, 20*(1), 3. https://doi.org/10.1186/s13037-025-00474-8

Patel, R. H., & Goldin, J. (2026). *StatPearls: Medical Error Prevention and Root Cause Analysis.*

Patientensicherheit Schweiz. (2023). *Never Events*. https://patientensicherheit.ch/forschung-entwicklung/never-events/

Petrella, R. J. (2024). The AI Future of Emergency Medicine. *Annals of Emergency Medicine, 84*(2), 139–153. https://doi.org/10.1016/j.annemergmed.2024.01.031

Petzina, R., Marung, H., & Wehkamp, K. (2022). Risikomanagement im OP. *OP-Management Up2date, 2*(03), 201–214. https://doi.org/10.1055/a-1713-9173

Petzina, R., & Wehkamp, K. (2022). Qualitätsmanagement und Qualitätssicherung im Gesundheitswesen. In R. Haring (Ed.), *Springer Reference Pflege – Therapie – Gesundheit. Gesundheitswissenschaften* (2. Auflage, pp. 831–846). Springer. https://doi.org/10.1007/978-3-662-65219-0_65

Pichowicz, W., Kotas, M., & Piotrowski, P. (2025). Performance of mental health chatbot agents in detecting and managing suicidal ideation. *Scientific Reports*, *15*(1), 31652. https://doi.org/10.1038/s41598-025-17242-4

Plattform Patientensicherheit Österreich. (2023). *Never Events.* https://plattformpatientensicherheit.at/themen-never-events.php

Potura, E., Klemm, V., Roesner, H., Sitter, B., Huscsava, H., Trifunovic-Koenig, M., Voitl, P., & Strametz, R. (2023). Second Victims among Austrian Pediatricians (SeViD-A1 Study). *Healthcare (Basel, Switzerland)*, *11*(18). https://doi.org/10.3390/healthcare11182501

Potura, E., Roesner, H., Trifunovic-Koenig, M., Tsikala, P., Klemm, V., & Strametz, R. (2024). Second Victims Among Austrian Nurses (SeViD-A2 Study). *Healthcare (Basel, Switzerland)*, *12*(20). https://doi.org/10.3390/healthcare12202061

Raetzell, M. (2021). Qualitätsmanagementsysteme im Vergleich und ihre Bedeutung für den OP. *OP-Management Up2date*, *1*(04), 343–355. https://doi.org/10.1055/a-1389-3027

Rau, R., & Buyken, D. (2015). Der aktuelle Kenntnisstand über Erkrankungsrisiken durch psychische Arbeitsbelastungen. *Zeitschrift Für Arbeits- Und Organisationspsychologie A&O*, *59*(3), 113–129. https://doi.org/10.1026/0932-4089/a000186

Redaktion Deutsches Ärzteblatt. (2026). *„Never Events" machen rund drei Prozent der Schadensfälle aus – Deutsches Ärzteblatt.* https://www.aerzteblatt.de/news/never-events-machen-rund-drei-prozent-der-schadensfalle-aus-0b88ca1a-6323-4a9f-ad3d-019c52c507ff

Rösner, H [Hannah], Bushuven, S., Ettl, B [Brigitte], Heininger, S., Hinzmann, D., Huf, W [Wolfgang], Krommer, E., Marung, H., Potura, E., Raspe, M [Matthias], Schwappach, D., Trifunovic-König, M., & Strametz, R. (2024). Second Victim: Übersetzung der internationalen konsensbasierten Definition mittels Delphi-Methode. *Zentralblatt Für Arbeitsmedizin, Arbeitsschutz Und Ergonomie*, *74*(6), 277–282. https://doi.org/10.1007/s40664-024-00553-0

Scheibler, F [Fülöp], Geiger, F., & Rüffer, J. U. (2022). Shared Decision Making (SDM) wird zur Realität. *Qualitas*, *21*(3), 30. https://doi.org/10.1007/s43831-022-0094-7

Sendlhofer, G., Eder, H., & Brunner, G. (Eds.). (2018). *Hanser eLibrary. Qualitäts- und Risikomanagement im Gesundheitswesen: Der schnelle Einstieg*. Hanser. https://doi.org/10.3139/9783446456112

Seys, D., Wu, A. W., van Gerven, E., Vleugels, A., Euwema, M., Panella, M [Massimiliano], Scott, S. D., Conway, J., Sermeus, W., & Vanhaecht, K [Kris] (2013). Health care professionals as second victims after adverse events: A systematic review. *Evaluation & the Health Professions*, *36*(2), 135–162. https://doi.org/10.1177/0163278712458918

Shah, N. K., Farber, A., Kalish, J. A., Eslami, M. H., Sengupta, A., Doros, G., Rybin, D., & Siracuse, J. J. (2016). Occurrence of "never events" after major open vascular surgery procedures. *Journal of Vascular Surgery*, *63*(3), 738-45.e28. https://doi.org/10.1016/j.jvs.2015.09.024

Simmons, S. F., Schnelle, J. F., Sathe, N. A., Slagle, J. M., Stevenson, D. G., Carlo, M. E., & McPheeters, M. L. (2016). Defining Safety in the Nursing Home Setting: Implications for Future Research. *Journal of the American Medical Directors Association*, *17*(6), 473–481. https://doi.org/10.1016/j.jamda.2016.03.005

Stiawa, M., Peters, M., Mulfinger, N., Krumm, S., Worringer, B., Maatouk, I., Küllenberg, J., Junne, F., Genrich, M., Gündel, H., & Puschner, B. (2022). „Also Stress ist jeden Tag" – Ursachen und Bewältigung von arbeitsbedingten Fehlbelastungen im Krankenhaus aus

Sicht der Beschäftigten. Eine qualitative Studie ["Stress Occurs Every Day" - Reasons for Work-Related Burden in Hospitals and Coping of Staff. A Qualitative Study]. *Psychiatrische Praxis, 49*(3), 128–137. https://doi.org/10.1055/a-1477-6000

Strametz, R., Fendel, J. C., Koch, P., Roesner, H., Zilezinski, M., Bushuven, S., & Raspe, M [Matthias] (2021). Prevalence of Second Victims, Risk Factors, and Support Strategies among German Nurses (SeViD-II Survey). *International Journal of Environmental Research and Public Health, 18*(20). https://doi.org/10.3390/ijerph182010594

Strametz, R., Koch, P., Vogelgesang, A., Burbridge, A., Rösner, H [Hannah], Abloescher, M., Huf, W [Wolfgang], Ettl, B [Brigitte], & Raspe, M [Matthias] (2021). Prevalence of second victims, risk factors and support strategies among young German physicians in internal medicine (SeViD-I survey). *Journal of Occupational Medicine and Toxicology (London, England), 16*(1), 11. https://doi.org/10.1186/s12995-021-00300-8

Strametz, R., Roesner, H., Neusius, T., Wiesenhuetter, I., Bushuven, S., Mira, J. J., Hinzmann, D., & Heininger, S. (2025). The Economic Implications of Psychosocial Peer Support for Health Workers in German Hospitals. *Journal of Healthcare Leadership, 17*, 15–22. https://doi.org/10.2147/JHL.S498789

Strametz, R., Rösner, H [H.], Ablöscher, M., Huf, W [W.], Ettl, B [B.], & Raspe, M [M.] (2021). Entwicklung und Validation eines Fragebogens zur Beurteilung der Inzidenz und Reaktionen von Second Victims im Deutschsprachigen Raum (SeViD). *Zentralblatt für Arbeitsmedizin, Arbeitsschutz und Ergonomie, 71*(1), 19–23. https://doi.org/10.1007/s40664-020-00400-y

Suárez, I., Langerbeins, P., Mattonet, C., Birtel, A., Fresen, M. M., Kochanek, M., Hallek, M., & Fätkenheuer, G. (2013). Morbiditäts- und Mortalitätskonferenz in der Inneren Medizin: Erfahrungen an der Uniklinik Köln [Morbidity and mortality conferences in internal medicine—experience at the University Hospital of Cologne]. *Deutsche medizinische Wochenschrift (1946), 138*(13), 655–657. https://doi.org/10.1055/s-0032-1332851

Szymczak, J. (2024). What's in a name? On the rhetorical harm of 'never events'. *BMJ Quality & Safety, 33*(9), 559–562. https://doi.org/10.1136/bmjqs-2024-017395

Taylor, M. J., McNicholas, C., Nicolay, C., Darzi, A., Bell, D., & Reed, J. E. (2014). Systematic review of the application of the plan-do-study-act method to improve quality in healthcare. *BMJ Quality & Safety, 23*(4), 290–298. https://doi.org/10.1136/bmjqs-2013-001862

Taylor-Adams, S., & Vincent, C. (2004). Systems analysis of clinical incidents: the London protocol. *Clinical Risk, 10*(6), 211–220. https://doi.org/10.1258/1356262042368255

Thaler, M., & Ocklenburg, S. (2025). Left-right confusion in psychiatric, neurodevelopmental and neurological disorders: A systematic review. *Brain Research Bulletin, 229*, 111435. https://doi.org/10.1016/j.brainresbull.2025.111435

Vanhaecht, K [Kris], Seys, D., Russotto, S., Strametz, R., Mira, J., Sigurgeirsdóttir, S., Wu, A. W., Põlluste, K., Popovici, D. G., Sfetcu, R., Kurt, S., & Panella, M [Massimiliano] (2022). An Evidence and Consensus-Based Definition of Second Victim: A Strategic Topic in Healthcare Quality, Patient Safety, Person-Centeredness and Human Resource Management. *International Journal of Environmental Research and Public Health, 19*(24). https://doi.org/10.3390/ijerph192416869

Vincent, C., Irving, D., Bellandi, T., Higham, H., Michel, P., Staines, A., Adams, S., Brown, J., Hibbert, P. D., Hemmelgarn, C., Joseph, L., Pires, K., Sheridan, S., Sunol, R., Ushiro, S., Wu, A. W., & Zambon, L. (2025). Systems analysis of clinical incidents: Development of a new edition of the London Protocol. *BMJ Quality & Safety*, *34*(6), 413–420. https://doi.org/10.1136/bmjqs-2024-017987

West, C. P., Huschka, M. M., Novotny, P. J., Sloan, J. A., Kolars, J. C., Habermann, T. M., & Shanafelt, T. D. (2006). Association of perceived medical errors with resident distress and empathy: A prospective longitudinal study. *JAMA*, *296*(9), 1071–1078. https://doi.org/10.1001/jama.296.9.1071

Wild, H. M., Busby, A., Mackintosh, L., & Wellsted, D. (2024). Patient-Reported Experience Measures to Evaluate and Improve the Quality of Care in Nephrology. *Seminars in Nephrology*, *44*(3-4), 151551. https://doi.org/10.1016/j.semnephrol.2024.151551

Wu, A. W. (2000). Medical error: The second victim. The doctor who makes the mistake needs help too. *BMJ (Clinical Research Ed.)*, *320*(7237), 726–727. https://doi.org/10.1136/bmj.320.7237.726

Wu, Y.-Q., & Du, Y. (2026). Ai-driven transformation in forensic medicine education: Applications, pedagogical shifts, and future challenges. *Frontiers in Medicine*, *13*, 1732967. https://doi.org/10.3389/fmed.2026.1732967

Zaslow, J., Fortier, J., & Garber, G. (2024). The problem with 'never events'. *BMJ Quality & Safety*, *33*(9), 613–616. https://doi.org/10.1136/bmjqs-2023-016981

GPSR Compliance

*The European Union's (EU) General Product Safety Regulation (GPSR) is a set of rules that requires consumer products to be safe and our obligations to ensure this.*

*If you have any concerns about our products, you can contact us on ProductSafety@springernature.com*

In case Publisher is established outside the EU, the EU authorized representative is:

Springer Nature Customer Service Center GmbH
Europaplatz 3
69115 Heidelberg, Germany

**Batch number: 10682619**

Printed by Printforce, the Netherlands